实用临床消化系统疾病诊断与治疗

（上）

景德怀等◎主编

吉林科学技术出版社

图书在版编目（ＣＩＰ）数据

实用临床消化系统疾病诊断与治疗 / 景德怀等主编
. -- 长春 ：吉林科学技术出版社，2017.9
ISBN 978-7-5578-3287-2

Ⅰ．①实… Ⅱ．①景… Ⅲ．①消化系统疾病－诊疗
Ⅳ．①R57

中国版本图书馆CIP数据核字(2017)第229669号

实用临床消化系统疾病诊断与治疗
SHIYONG LINCHUANG XIAOHUA XITONG JIBING ZHENDUAN YU ZHILIAO

主　　编　景德怀等
出 版 人　李　梁
责任编辑　许晶刚　陈绘新
封面设计　长春创意广告图文制作有限责任公司
制　　版　长春创意广告图文制作有限责任公司
开　　本　787mm×1092mm　1/16
字　　数　400千字
印　　张　35
印　　数　1—1000册
版　　次　2017年9月第1版
印　　次　2018年3月第1版第2次印刷

出　　版　吉林科学技术出版社
发　　行　吉林科学技术出版社
地　　址　长春市人民大街4646号
邮　　编　130021
发行部电话/传真　0431-85635177　85651759　85651628
　　　　　　　　　　　　　　 85652585　85635176
储运部电话　0431-86059116
编辑部电话　0431-86037565
网　　址　www.jlstp.net
印　　刷　永清县晔盛亚胶印有限公司

书　　号　ISBN 978-7-5578-3287-2
定　　价　138.00元（全二册）

编 委 会

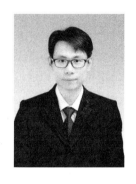

景德怀，济医附院消化内科主治医师，2014.10－2015.4 于天津市人民医院进修 ERCP 等内镜下诊治技术、对胃肠、肝胆胰腺疾病有较丰富的诊治经验，目前常规开展内镜下异物取出、食管狭窄扩张术、息肉切除、超声胃镜、小肠镜、EVL 及 EIS、ESD、ERCP 等内镜诊疗项目。

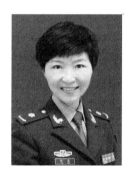

刘蕊，女，1970 年 11 月出生，河南开封人。毕业于中国社会科学院研究生院，研究生学历。现任中国人民解放军第一五三中心医院医疗保健中心主任，国家二级心理咨询师、营养师、中国医师协会人文医学讲师。担任中华医学会教育技术分会医学美术专业学组秘书、委员，中国医师协会实践创新分会理事。先后从事军队老干部教育管理和医疗保健工作、负责医院文化建设和人文医学培训，担任资料保健中心主任以来，主要从事社会人群的健康教育和健康管理工作。先后在军内外各级刊物发表文章 20 余篇，因工作成绩突出荣立 3 次三等功。

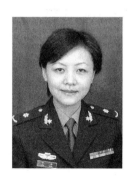

丁平，女，1973 年生，解放军第 153 中心医院心内科，副主任医师，硕士学位。1997 年毕业于河南医科大学临床医学系本科专业。2005 年－2008 年第二军医大学攻读内科学硕士学位。从事心血管内科专业 20 年，擅长心血管常见病，多发病的诊疗及心血管介入诊疗工作。现担任河南省心内电生理与起搏分会委员，郑州医学会心血管内科专业青年委员。在国家和省级杂志发表论文 20 余篇，参编著作 3 部。

前　　言

消化系统是人体重要系统之一,消化系统疾病也是临床常见病与多发病,严重危害人们的健康。近年来,随着医学新技术的不断创新、新药物的不断研发以及治疗方法的不断开拓,消化系统疾病的诊断治疗技术也取得了突飞猛进的发展。临床医师需要不断学习、吸收现代医学的先进理论和经验,才能跟上时代的发展,更好地为患者服务。本书基于以上实际需要,本着内容丰富、资料新颖、科学实用的原则,在参考了大量国内外相关文献的基础上编写而成。

本书共分为十二章内容,涉及消化系统临床常见疾病的诊断、治疗及护理,包括:消化系统疾病检验、作用于消化系统的药物、消化系统常见症状与体征、胃部疾病、小肠疾病、肝脏疾病、感染性胃肠炎与食物中毒、心血管内科疾病、门诊基础操作技术、消化系统疾病护理、老年消化系统疾病护理以及临床营养保健。

对于本书涉及相关疾病均进行了详细叙述,例如:疾病的病理生理、流行病学、病因与发病机制、临床常见症状与表现、常用检查方法、诊断与鉴别诊断、治疗方法及预后等。本书主要强调疾病的诊断方法及临床常用治疗方法,具有一定的临床实用性,为广大消化科医务人员提供了参考。

为了更好地提高消化科医护人员的临床诊疗水平,本编委会人员在多年诊治经验基础上,参考诸多相关书籍资料,认真编写了此书,望谨以此书为广大医护人员提供微薄帮助。

本书在编写过程中,借鉴了诸多临床书籍与资料文献,在此表示衷心的感谢。由于本编委会人员均身负一线临床诊治工作,故编写时间仓促,难免有错误及不足之处,恳请广大读者见谅,并给予批评指正,以更好地总结经验,共同进步。

《实用临床消化系统疾病诊断与治疗》编委会

2017 年 8 月

目　　录

第一章 消化系统疾病检验

第一节 消化系统疾病的有关检查和应用

一、内镜检查

内镜检查是 20 世纪消化病学革命性的进展,现已成为消化系统疾病诊断的一项极为重要的检查手段。应用内镜可直接观察消化道腔内的各类病变,并可取活组织作病理学检查,还可将之摄影、录像并留存以备分析。根据不同部位检查的需要,将内镜分为胃镜、十二指肠镜、小肠镜、结肠镜、腹腔镜、胆道镜、胰管镜等。其中,以胃镜和结肠镜最为常用,可检出大部分的常见胃肠道疾病。胃镜或结肠镜检查时镜下喷洒染色剂,即染色内镜,可判别轻微的病变,提高早期癌症的诊断率,如结合放大内镜,可进一步提高早期癌症的诊断水平。应用十二指肠镜插至十二指肠降段可进行逆行胰胆管造影(Endoscopic Retrograde Cholangio—pancreatography,ERCP),这是胆道、胰管疾病的重要诊断手段,并可同时进行内镜下治疗。经内镜导入超声探头,即超声内镜检查,可了解黏膜下病变的深度、性质、大小及周围情况,并可在超声引导下进行穿刺取样活检。胶囊内镜检查,即受检者通过吞服胶囊大小的内镜,由该内镜在胃肠道进行拍摄并将图像通过无线电发送到体外接收器进行图像分析。该检查对以往不易发现的小肠病变的诊断有特殊价值,如小肠出血、早期克罗恩病(Crohn 病)等。双气囊小肠镜的发明大大改进了小肠镜插入的深度,逐渐成为小肠疾病诊断的重要手段。

二、影像学检查

(一)超声检查

B 型实时超声(简称"B 超")普遍用于腹腔内实体脏器检查,因为具有无创性且检查费用较低等特点,在我国被用作首选的初筛检查。B 超可显示肝、脾、胆囊、胰腺等,从而发现这些脏器的肿瘤、囊肿、脓肿、结石等病变,并可了解有无腹水及腹水量,对腹腔内实质性肿块的定位、大小、性质等的判断也有一定价值。B 超对靠近腹壁的结构观察较理想,如胆囊结石诊断的敏感度可达 90%,观察胆总管有无扩张可初步作出肝内、外梗阻的判断。但 B 超信号易受腹壁脂肪及胃肠气体的影响,因此,对肥胖者、胃肠胀气明显者检查准确性较低,尤其对腹膜后结构如胰腺的准确性最低。此外,B 超还能监视或引导各种经皮穿刺,辅助诊断和治疗。彩色多普勒超声可观察肝静脉、门静脉、下腔静脉,有助于门静脉高压的诊断与鉴别诊断。

(二)X 线片检查

普通 X 线片检查依然是诊断胃肠道疾病的常用手段。腹部平片可判断腹腔内有无游离气体、钙化的结石或组织以及肠曲内气体和液体的情况。通过胃肠钡剂造影、小肠钡剂灌肠造影等 X 线片检查,可观察全胃肠道;气—钡双重对比造影技术能更清楚地显示黏膜表面的细小结构,从而提高微小病变的发现率。通过这些检查可发现胃肠道的溃疡、肿瘤、炎症、静脉曲张、结构畸形以及运动异常等,对于膈疝和胃黏膜脱垂的诊断优于内镜检查。口服及静脉注射 X 线胆道造影剂可显示胆道结石和肿瘤、胆囊浓缩和排空功能障碍以及其他胆道病变,但黄疸明显者显影不佳。经皮肝穿刺胆管造影术在肝外梗阻性黄疸时可帮助鉴别胆管的梗阻部位和病因,尤其适用于黄疸较深者。数字减影血管造影技术的应用提高了消化系统疾病的诊断水平,如门静脉、下腔静脉造影有助于门静脉高压的诊断及鉴别诊断;选择性腹腔动脉造影有助于肝和胰腺肿瘤的诊断、鉴别诊断以及判断肿瘤的范围,并可同时进行介入治疗;此外,该技术对不明原因消化道出血的诊断也有一定的临床价值。

（三）电子计算机 X 线体层显像(CT)和磁共振显像(MRI)

该类检查因为其敏感度和分辨力高,可反映轻微的密度改变,对病灶的定位和定性效果较佳,所以在消化系统疾病的诊断上越来越重要。CT 对腹腔内病变,尤其是肝、胰等实质脏器及胆系的病变如肿瘤、囊肿、脓肿、结石等有重要的诊断价值,对弥漫性病变如脂肪肝、肝硬化、胰腺炎等也有较高的诊断价值。对于空腔脏器的恶性肿瘤性病变,CT 能发现其壁内病变与腔外病变,并明确有无转移病灶,对肿瘤分期也有一定价值。因为 MRI 所显示的图像能反映组织结构而不仅仅是密度的差异,所以对占位性病变的定性诊断较好。应用螺旋 CT 图像后处理可获得类似内镜在管腔脏器观察到的三维动态图像,称"仿真内镜";MRI 图像后处理可进行磁共振胰胆管造影术(Magnetic Resonance Cholangio－pancreatography,MRCP),用于胆、胰管病变的诊断;磁共振血管造影术(Magnetic Resonance Angiography,MRA)可显示门静脉及腹腔内动脉。上述 CT 或 MRI 图像后处理技术为非创伤性检查,具有良好的应用前景,其中 MRCP 已成为一项成熟的技术,临床上可代替侵入性的逆行胰胆管造影(ERCP)用于胰胆管病变的诊断。

（四）放射性核素检查

^{99m}Tc－PMT 肝肿瘤阳性显像可协助原发性肝癌的诊断。静脉注射^{99m}Tc 标记红细胞对不明原因消化道出血的诊断有特殊价值。放射性核素检查还可用于研究胃肠运动,如胃排空、肠转运时间等。

（五）正电子发射体层显像(PET)

PET 反映人体的生理功能而非解剖结构,根据示踪剂的摄取水平能将生理过程形象化和数量化,用于消化系统肿瘤的诊断、分级和鉴别诊断,可与 CT 和 MRI 互补,提高诊断的准确性。

三、活组织检查和脱落细胞学检查

（一）活组织检查

取活组织进行组织病理学检查具有确诊价值,对诊断有疑问者尤应尽可能进行活检。消化系统的活组织检查主要是内镜窥下直接取材,如胃镜或结肠镜下钳取食管、胃、结直肠黏膜病变组织,或腹腔镜下对病灶取材。超声或 CT 引导下细针穿刺取材也是常用的方法,如对肝、胰或腹腔肿块的穿刺。也可较盲目地穿刺取材,如采用 1 秒钟穿刺吸取法行肝穿刺活检、经口导入活检钳取小肠黏膜等。手术标本的组织学检查也属于此范畴。

（二）脱落细胞学检查

在内镜直视下冲洗或擦刷胃肠道、胆道和胰管,检查所收集的脱落细胞,有利于发现该处的肿瘤。收集腹水查找癌细胞也属于此范畴。

（三）其他检查

1.脏器功能试验　　脏器功能试验有胃液分泌功能检查、小肠吸收功能检查、胰腺外分泌功能检查、肝脏储备功能检查等,可分别用于有关疾病的辅助诊断。

2.胃肠动力学检查 胃肠动力学检查对胃肠道动力障碍性疾病的诊断有相当的价值。目前,临床上常做的胃肠动力学检查有食管、胃、胆道、直肠等处的压力测定,食管 24h pH 监测,胃排空时间及胃肠经过时间测定等。

3.剖腹探查 对于疑似重症器质性疾病而各项检查又不能肯定诊断者,可考虑剖腹探查。

(林旭红)

第二节 消化系统疾病的一般检测项目和临床意义

一、粪常规检查和临床意义

(一)粪常规检查

1.概述 粪常规检查是临床常用化验方法之一,可以了解消化道及消化系统的一些病理现象。食物的种类、质和量以及胃肠、胰腺、肝、胆的功能状态或某些器质性病变可影响粪便的颜色、性状与组成。粪常规检查包括肉眼检查和显微镜检查。送检标本要新鲜,尽量取肉眼观察异常部分送检。

2.正常值和临床意义

(1)颜色:正常人粪便为黄褐色,婴儿粪便呈金黄色;食用大量绿色蔬菜后粪便可呈绿色;柏油样便(黑而富有光泽)见于上消化道出血;无光泽、灰黑色粪便可因服用活性炭、铋、铁剂或中草药所致;红色血便见于结肠癌、直肠或肛门出血;粪便表面附有新鲜血液或点状血斑多为痔出血;阿米巴痢疾或细菌性痢疾患者的粪便可为酱色;胆绿素从粪便中排出时,粪便呈绿色,见于乳儿消化不良;胆汁缺乏患者的粪便呈灰白色,上消化道 X 线钡餐造影后人体排出的粪便也可呈灰白色,婴儿粪便内常含有白色凝乳块,为乳汁消化不良所致。

(2)性状:正常人排出的粪便为成形软便,硬便为便秘所致。羊粪样硬便见于痉挛性便秘、直肠狭窄;粪便呈细条状或扁条状见于直肠癌;液状便见于急性肠胃炎;米汤样便见于霍乱、副霍乱;脓血便因脓与血多少而不同,血中带脓似果酱样见于阿米巴痢疾,脓中混有鲜血见于细菌性痢疾;胃肠道消化吸收功能不良时,粪便内可见到大量的不消化食物,如饭粒、脂肪、肉类等。

(3)细胞:正常人粪便内偶见少量上皮细胞和白细胞;大量红细胞见于肠道下段炎症或出血,如结肠炎、急性菌痢、急性阿米巴痢疾、急性血吸虫病、结肠癌、息肉或痔出血;大量白细胞见于急性细菌性痢疾;大量上皮细胞见于慢性结肠炎;吞噬细胞多见于急性细菌性痢疾,偶见于溃疡性结肠炎。

(4)食物残渣:正常粪便中可见少量淀粉颗粒、肌肉纤维、脂肪滴、植物细胞等,粪便中出现较多的淀粉颗粒见于碳水化合物消化不良;大量脂肪滴出现,提示脂肪消化不良;大量肌肉纤维出现,提示蛋白质消化不良。

(5)结晶:正常粪便偶见 3 价磷酸盐结晶,夏科－雷登晶体(Charcot－Leyden Crystal)见于阿米巴病痢疾、急性出血性坏死性小肠炎和肠道溃疡。

(6)寄生虫卵:寄生虫卵见于各种寄生虫病患者粪便中,常见的有蛔虫卵、钩虫卵、华支睾

— 3 —

吸虫卵、姜片虫卵、蛲虫卵和鞭虫卵等。

（7）原虫、鞭毛虫和纤毛虫：急性阿米巴痢疾和慢性阿米巴痢疾急性发作患者粪便可检出阿米巴滋养体；慢性阿米巴痢疾患者粪便可检出阿米巴包囊；蓝氏贾第鞭毛虫感染，于腹泻时检查患者粪便可检出蓝氏贾第鞭毛虫滋养体，腹泻停止时可检出蓝氏贾第鞭毛虫包囊，该虫还可引起胆道感染。此外，若粪便内检得迈氏唇鞭毛虫、结肠小袋纤毛虫及人肠滴虫，则提示有这些寄生虫感染，患者可有腹痛、腹泻或腹胀症状。

（二）粪隐血试验

1. 概述　当红细胞被破坏，血红蛋白释放出来并变性，此时用肉眼或显微镜都不能从粪便中查出血液，只有用化学方法才能在粪便中检出血液时，称为"隐血"。常用的类隐血试验（Fecal Occult Blood Test，FOBT）有联苯胺法、愈创木酚法和匹拉米洞法。联苯胺法敏感性好，易受多种因素的影响，假阳性率高；愈创木酚法敏感性低，受干扰因素少，假阴性率低；匹拉米洞法的敏感性介于两者之间。近来常用反向被动血凝法检测粪隐血，该法较其他方法更为优越，特异性高，几乎为 100%。

2. 正常值　阴性。

3. 临床意义　上消化道出血时，FOBT 为阳性，常见于胃及十二指肠溃疡活动期、胃癌、钩虫病等；消化性溃疡治疗好转或在稳定期时，FOBT 转为阴性；胃癌时，FOBT 持续阳性。由于 FOBT 简单易行，所以可作为消化道肿瘤的普查指标。在判断粪便是否隐血时，要排除食物或药物因素所引起的假阳性，如食用动物血、肝、瘦肉及大量绿色蔬菜等，必要时应限制以上食物（所谓"隐血饮食"）3 日再让患者复查。

（三）粪胆素定性试验

1. 概述　正常情况下，胆红素随胆汁进入肠道后转变为粪胆原，粪胆原氧化为粪胆素，使粪便着色。粪胆素定性试验（Fecal Urobilin Qualitative Test，FUQT）可用于检测阻塞性黄疸。

2. 正常值　氯化高汞试验呈阳性反应（红色）。

3. 临床意义　阻塞性黄疸患者的粪便为灰白色，这是因为粪便内缺乏胆红素，氯化高汞试验呈阴性反应。

二、胃分泌功能检查

（一）胃液分析

1. 概述　胃液分析（Gastric Juice Analysis）是研究胃的基础分泌和受刺激状态下胃的分泌情况，主要是盐酸分泌量，通过胃液分析可帮助诊断胃疾病和判断手术治疗的效果等。目前，胃液分析时使用的胃液分泌刺激剂有组织胺、五肽胃泌素（Pentagastrin）和试餐（馒头或面包）。

2. 试验方法

（1）加大组织胺法：试验日早晨空腹插入胃管抽取胃液，弃去，再收集基础胃液 1h，在收集到 30min 时，肌注抗组织胺药（非那更 25mg 或苯海拉明 50mg），以消除组织胺引起的血管扩张及支气管和胃肠道平滑肌的痉挛作用。收集基础胃液后，皮下注射磷酸组织胺，剂量为 0.04mg/kg。注射加大剂量的磷酸组织胺后，持续引流胃液，每 15min 留一次标本，连续 4 次，共 1h。

（2）五肽胃泌素法：收集胃液的方法同加大组织胺法，将皮下注射磷酸组织胺改为肌肉注射五肽胃泌素，剂量为 $6\mu g/kg$。

3.正常值　基础胃液量为 $10\sim100mL$，基础排酸量（BAO）为 $(3.28\pm1.89)mmol/h$，最大排酸量（MAO）为 $(19.34\pm10.05)mmol/h$；胃液清晰、无色，有轻度酸味，含少量黏液、乳酸、隐血、细菌检查均为阴性，有少量白细胞和上皮细胞。

4.临床意义　加大组织胺或五肽胃泌素试验，在下列情况下有参考价值。

（1）区别胃溃疡是良性还是恶性。可参考 MAO 进行区分，如果证实是胃酸缺乏，应高度怀疑癌性溃疡。

（2）BAO>15mmol/h，MAO>60mmol/h。若 BAO 与 MAO 比值大于60，提示患者有胃泌素瘤。

（3）其他检查不能作出诊断，而加大组织胺或五肽胃泌素试验发现 MAO>40mmol/h，提示患者有十二指肠溃疡。

此外，萎缩性胃炎、胃癌、恶性贫血患者胃酸均低。部分患者胃切除术后，胃酸分泌减少，若术后出现吻合口溃疡，则胃酸分泌可接近正常。乳酸定性阳性见于胃癌、萎缩性胃炎及幽门梗阻。胃癌伴幽门梗阻时，患者胃液内可见 Boas－Oppler 氏乳酸杆菌。

（二）血清胃蛋白酶原检查

1.概述　胃分泌功能检查除需测定壁细胞的泌酸功能外，尚可检查血清胃蛋白酶原（Serum Pepsinogen，SPG）含量，以了解主细胞分泌胃蛋白酶原的能力。应用琼脂电泳法可从胃黏膜提取液中分离出7种胃蛋白酶原（同丁酶原），按其免疫原性不同可分为两个亚群，即 PG Ⅰ（包括 PG 1～5）和 PG Ⅱ（包括 PG 6～7），PG Ⅰ 来源于胃底腺黏膜的主细胞和腺体颈黏液细胞。除上述部位外，胃窦幽门腺细胞、贲门腺细胞及十二指肠的 Brunner 腺细胞均能分泌 PG Ⅱ，此外，PG Ⅱ 还可以由异位胃黏膜分泌，前列腺亦可分泌 PG Ⅱ 并释放入精液内。用放射免疫法可测定血清 PG Ⅰ 和 PG Ⅱ 含量。

2.正常值　SPG Ⅰ：$(74.3\pm2.5)\mu g/L$；SPG Ⅱ：$(19.0\pm0.9)\mu g/L$；SPG Ⅰ/SPG Ⅱ：4.34 ± 0.15。

3.临床意义

（1）慢性胃炎：SPG Ⅰ 和 SPG Ⅱ 的含量、SPG Ⅰ/SPG Ⅱ 比值能精确反映各型胃炎胃黏膜组织学情况，敏感性为 87.5%，阳性预示值为 77.8%，均高于五肽胃泌素法胃泌酸功能测定，因此，有人认为 SPG 可起到胃底脉黏膜血清学活检（Serologic Biopsy）的作用。SPG Ⅱ 含量和 SPG Ⅰ/SPG Ⅱ 比值增高可视为慢性胃炎的亚临床指标。慢性浅表性胃炎的 SPG Ⅰ 和 SPG Ⅱ 含量均高于正常值，SPG Ⅰ/SPG Ⅱ 比值低于正常值。SPG Ⅰ、SPG Ⅱ 含量升高是由于胃体、胃窦的炎症刺激导致胃底腺2种酶原升高。轻、中度萎缩性胃炎的 SPG Ⅰ 含量正常，SPG Ⅱ 含量明显升高，SPG Ⅰ/SPG Ⅱ 比值降低；重度萎缩性胃炎的 SPG Ⅰ 含量与正常人相似，SPG Ⅱ 含量明显降低。

（2）消化性溃疡：十二指肠球部溃疡患者的 SPG Ⅰ 和 SPG Ⅱ 含量高于正常值，可能反映其主细胞数量增多。胃溃疡患者的 SPG Ⅰ/SPG Ⅱ 比值低于十二指肠球部溃疡。SPG Ⅰ 含量升高者，患十二指肠溃疡的几率是患胃溃疡的3倍，而 SPG Ⅱ 含量升高者患胃溃疡的几率则是患十二指肠溃疡的3倍。

（3）胃癌：有人提出，将 SPG Ⅰ 作为胃癌的预报因子，认为 SPG Ⅰ 含量降低可作为胃癌危险因素的亚临床指标,并与肠型胃癌有关。慢性萎缩性胃炎伴广泛肠上皮化生及SPGⅠ含量降低者易患肠型胃癌。

(4)胃切除术:胃全切除术后,残胃浅表性或萎缩性胃炎患者的SPGⅠ和SPGⅡ含量与术前相似,术后残胃萎缩性胃炎患者亦有SPGⅠ含量进行性下降和SPGⅡ含量持续升高的情况。近端迷走神经切断术后,十二指肠溃疡患者SPGⅠ含量下降,SPGⅡ含量则无影响。

(5)肾功能:虽然PGⅠ和PGⅡ均能在血清中测得,但因只有PGⅠ可自尿液中排出,故肾衰时SPGⅠ含量升高。

三、十二指肠引流液检查

(一)十二指肠引流液分析

1.概述　用十二指肠管从十二指肠、胆总管、胆囊和肝脏管引流出来的液体称"十二指肠引流液"。十二指肠引流液分析(Duodenal Content Analysis)可以了解肝、胆、胰的分泌功能和胆道情况,对肝胆疾病的诊断有重要意义。对慢性胆道部分阻塞或感染的某些患者,引流能起到一定的治疗作用。

2.试验方法

(1)试验日早晨,空腹经口插入十二指肠引流管至胃内,将胃内容物全部抽尽。

(2)患者取右侧卧位,床尾垫高约40cm,每1～2min将引流管送入1cm,约30mm可进入十二指肠内。

(3)将管外端置于床缘下,液体自然流出,此液称"D液"(D是Duodenum第一个字母)。

(4)D液流完后,将温热的33％硫酸镁溶液50mL由注射器缓慢从引流管外口注入,注完后用血管钳夹紧管端5～10min。

(5)放开血管钳,用注射器轻轻抽吸后液体即可自行缓慢流出。将首先流出的硫酸镁弃去,当金黄色或淡黄色的胆总管胆汁(A胆汁)开始流出,即用A标本瓶盛接,标本量为10～15mL。其后流出的棕褐色或棕黄色浓厚液体为B胆汁,改用B标本瓶盛接,一般接30～60mL,有病变时标本量可增多或减少。继续引流,出现淡黄色稀薄液体(称"C胆汁")时,改用C标本瓶盛接。其后的胆汁不再变色,引流C胆汁至标本量足够检查时,即将管拔出。

(6)需进行细菌培养时,应准备3支无菌培养管,分别标记A、B、C。在胆汁引流过程中,按无菌操作留取A胆汁、B胆汁、C胆汁各1mL用于细菌培养。

3.正常值　D液:10～20mL,淡黄色,透明或微浊,较黏稠;A胆汁:10～20mL,金黄色,比重为1.007～1.012,透明,略黏稠;B胆汁:30～60mL,棕褐色,比重为1.016～1.032,透明,黏稠;C胆汁:胆汁量随引流管留置时间长短而异,柠檬黄色,比重为1.007～1.010,透明,略黏稠。各部分胆汁中均可见少量白细胞,一般不超过20/Hp,偶见来自胆管或胆囊脱落的柱状上皮细胞,可含有少量胆固醇,但无胆红素结晶、虫卵及细菌。

4.临床意义

(1)无胆汁排出者,常见于胆总管梗阻,如胆结石或肿瘤压迫等。

(2)未用刺激剂前B胆汁已排出,呈绿色或黑褐色者,多见于胆道扩张伴感染或胆囊液淤积。

(3)异常浓厚胆汁者见于胆石症有胆囊液淤积,稀淡胆汁见于慢性胆囊炎胆囊浓缩功能减低时。

（4）胆汁混有血液要考虑急性十二指肠炎、胃十二指肠溃疡及胰头癌等。

（5）胆汁内有颗粒状沉淀或胆沙见于胆石症。

（6）十二指肠或胆道有炎症时，胆汁中可出现大量黏液、白细胞和上皮细胞。根据 A 胆汁、B 胆汁、C 胆汁内出现的炎症的细胞的成分及数量，可大体判断炎症的部位和程度。

（7）胆汁中出现大量胆固醇、胆红素和胆红素钙结晶者，应考虑有胆石症。

（8）寄生虫感染者，其胆汁中可找到相应的虫卵。若 B 胆汁中发现细菌，如大肠杆菌、伤寒和副伤寒杆菌等，则其诊断意义较大。

四、小肠吸收功能试验

（一）3 天粪便脂肪测定（3－days Stool Analysis for Lipid）

1.概述　小肠吸收不良的重要依据是患者粪便中排出大量脂肪。正常人的脂肪吸收率达 94％，每日进食 100g 脂肪时，由粪便排出的脂肪量应小于 6g。若粪便排出脂肪量每日大于 6g，应视为异常。

2.试验方法　试验前 3 日，每日给予含脂肪 80～100g 的饮食，其后，在继续给予同样饮食的条件下，连续收集 3 日粪便送检，以测定粪便内的脂肪含量。3 日内所收集的粪便标本应不少于 300g，否则，表明粪便标本收集不充分。患者近期内应未做过胃肠钡餐检查，因为钡剂会影响粪便脂肪测定结果。

3.正常值　每日饮食中含脂肪 80～100g 时，人体所排出的粪便内脂肪含量应小于 6g。

4.临床意义　粪便内脂肪含量增加见于小肠吸收不良综合征。乳糜泻时，患者粪便内脂肪含量为每日 10～30g。胰腺功能不全和空肠旁路术后，患者粪便内脂肪含量每日可达粪便总量的 50％。

（二）右旋木糖试验（D－xylose Test）

1.概述　右旋木糖是一种戊糖，很容易在正常人的小肠上段被吸收。虽然右旋木糖的吸收机制尚未明确，但右旋木糖的吸收和整个小肠黏膜上皮功能有密切关系。右旋木糖分布于细胞外液，自肾脏排泄。

2.试验方法　嘱患者早晨空腹状态排尿。将 25g 右旋木糖粉溶于 250mL 开水内，让患者一次服下，再服用 250mL 清水。收集患者服糖后 5h 尿液，记录尿液总量，测定尿液中右旋木糖的含量。

3.正常值　5h 尿中右旋木糖排出量大于 29.97mmoL（4.5g）。

4.临床意义

（1）小肠黏膜病变患者，如乳糜泻或热带口炎性腹泻患者，尿内右旋木糖排泄量明显减少。

（2）尿内右旋木糖排泄量减少见于小肠细菌过度生长综合征（由于细菌摄入糖所致）和短肠综合征（由于内容物转运过快和肠吸收面积减少所致）。

（3）胰腺功能不全患者，右旋木糖吸收正常。

（4）细胞外液容量增加（如腹水）或肾功能衰竭患者，尿内右旋木糖排出量也可减少。

（三）胆汁酸呼气试验（Bile Acid Breath Test）

1.概述　小肠内细菌过度生长和末端回肠病变可使胆盐的吸收出现障碍，在结肠内增多。正常人口服[14]C－甘氨酸后，大部分在回肠被吸收，循环至肝脏再排入胆道，仅小部分被排至结肠,其中一部分从粪便排出,另一部分代谢成 $^{14}CO_2$ 并通过肺排出。

2.正常值 正常人口服 ^{14}C —甘氨酸 0.37MBq(10 微居里)后,4h 内的 $^{14}CO_2$ 排出量低于总量的 1‰,24h 粪内 ^{14}C 排出量小于 8%。

3.临床意义 胆汁酸呼气试验有助于小肠内细菌过度生长及回肠病变引起的吸收不良综合征的诊断。当小肠内有大量细菌生长、回肠功能失调或切除后,肺内 $^{14}CO_2$ 和粪内 ^{14}C 的排出量明显增多,甚至可达正常人的 10 倍。这是因为这些患者的胃肠吸收功能障碍,口服的 ^{14}C —甘氨酸在肠腔内被大量去结合(Deconjugation),释出的 ^{14}C —苷氨酸被细胞代谢为 $^{14}CO_2$,迅速地弥散入血液循环系统内,再从肺脏排出。

(四)呼气氢测定(Hydrogen Breath Test,HBT)

1.概述 人类仅结肠中的细菌具有使糖发酵产氢的能力,只要有 2g 左右未被小肠吸收的糖进入结肠,即可受结肠中细菌的作用而发酵产氢,氢弥散入血,经肺呼出。人体小肠吸收功能正常时,可将糖全部吸入,呼气中氢含量极微;人体小肠吸收功能障碍时,呼气中氢含量则会明显增加。因此,测定呼气中氢的含量可准确地反映某种糖的吸收情况。

2.试验方法 受试者实验前一日避免摄入产气食物,晚饭后禁食,实验当日清晨空腹,于试餐前半小时及试餐后定时收集呼气标本,可通过麻醉面罩将呼气标本收集于绝气塑料注射器中。氢气浓度用数字显示式热导气相色谱仪进行测定。几种常见呼气氢含量测定的试餐和标本采集的具体方法如下。

(1)乳糖吸收不良。将 50g 乳糖(儿科患者为 2g/kg)溶于温水内作为试液,每小时收集标本 1 次,共 6 次。

(2)蔗糖吸收不良。将 50g 蔗糖(儿科患者为 2g/kg)溶于温水内作为试液,每小时收集标本 1 次,共 6 次。

(3)细菌过度生长。

①将 50g 葡萄糖溶于温水内作为试液,每 10～15min 收集 1 次标本,共 4 次。

②将 10g 乳果糖溶于温水内作为试液,每 10～15min 收集 1 次标本,直至出现结肠峰。

(4)胃肠道传递时间测定。将 10g 乳果糖溶于温水内作为试液,每 5～10min 收集标本 1 次,直至出现结肠峰。

3.正常值 正常人呼气氢含量小于 15ppm。小肠传递时间:(94±15)min(摄入乳果糖 10g 后)。

4.临床意义

(1)阳性判断标准:呼气氢含量为 15～19ppm 是临界状态,任一标本中呼气氢含量大于 20ppm 为异常;呼气氢含量低于 25ppm 为轻度糖吸收不良,含量为 25～60ppm 是中度糖吸收不良,高于 60ppm 以上者为重度糖吸收不良。

(2)呼气氢含量增加。

①乳糖吸收不良症,如小肠乳酶缺乏而致的乳糖吸收不良或胃切除术后乳糖吸收不良等。儿童复发性腹痛患者通过 HBT 可证明有相当一部分患者为乳糖吸收不良所致。

②蔗糖吸收不良见于肠道黏膜先天性或后天性的蔗糖酶—异麦芽糖酶缺乏。在发作性腹泻或腹痛的儿科患者中,通过 HBT 可显示有 3% 为蔗糖吸收不良。

③葡萄糖吸收不良见于先天性小肠黏膜刷状缘己糖主动转运基因异常或胃肠道获得性疾病(如胃切除术)引起的葡萄糖吸收不良。有研究显示,肠壁囊样积气症患者口服 50g 葡萄

糖后呼气氢含量明显增加。

④小肠细菌过度生长，正常人小肠内相对无菌。出现盲袢综合征、空肠憩室或糖尿病时，大肠中细菌可在小肠上部生长。口服葡萄糖后 2h 内呼气氢含量增多，可作为小肠上部细菌污染指标。中、下部小肠细菌污染应采用乳果糖吸收试验，因葡萄糖在到达小肠中、下部时已被吸收。乳果糖到达盲肠前，如果中、下部小肠细菌过度生长或肠功能不良，则呼气氢含量增高并超过 20ppm（小肠峰）。当乳果糖到达盲肠后，呼气氢含量继续增加，可超出 80ppm（结肠峰）。乳糖 HBT 也可用于诊断盲袢综合征时小肠细菌过度生长，其特点为基础及口服乳糖后的呼气氢含量明显升高且持续数小时。

（3）胃肠传递时间异常。胃切除术后可发生小肠运动过快的情况。有人报告，胃切除术后肠功能正常者胃肠传递时间为 74.6min，而胃切除术后伴有慢性腹泻患者胃肠传递时间可达 30.2min。糖尿病、胃轻瘫者常有小肠通过延缓。

（4）监护作用。HBT 可监护早产儿，防止发生致死性小肠结肠炎。在肠炎发作前，HBT 即能显示呼气氢含量的增多，这有助于该病的早期诊断。

（5）其他。HBT 可用于研究药物对小肠动力学的影响和饮食中纤维素在结肠中的代谢情况等。

（林旭红）

第三节　消化系统疾病特种检验医学项目和临床意义

一、胃酸

胃酸是由壁细胞分泌的。胃液中的胃酸有 2 种形式，一种是解离的，称为"游离酸"；另一种是与蛋白结合的盐酸蛋白盐，称为"结合酸"。两者合在一起称为"总酸"。在纯胃液中，绝大部分的酸是游离酸。胃酸量常以单位时间内胃酸的小时摩尔数表示，称为"总酸排出量"。正常人在空腹时胃液中总酸排出量为 0～5mmol/h。基础酸排出量（BAO）以 mmol/h 表示，正常男性和女性的 BAO 平均为 2.5mmol/h 和 1.3mmol/h，男性和女性溃疡患者的 BAO 平均为 5.0mmol/h 和 3.0mmol/h。当 BAO＞10mmol/h，常提示胃泌素瘤的可能。慢性浅表性胃炎胃酸量正常或偏低，萎缩性胃炎胃酸量则明显降低，甚至缺乏。胃酸具有多种功能，包括激活胃蛋白酶原，供给胃蛋白酶所需要的酸性环境，杀菌作用，促进胰液、肠液和胆汁的分泌。但过多的胃酸对胃黏膜和十二指肠黏膜有侵蚀作用。

二、幽门螺杆菌

1983 年，Marshall 和 Warren 从慢性活动性胃炎患者的胃黏膜中分离出幽门螺杆菌（H. pylori）之后，H. pylori 与上消化道疾病之间的关系受到消化界学者及微生物学家的极大关注。H. pylori 的发现使慢性胃炎和消化性溃疡的发病学和治疗学研究面临着一场革命。现在已经确认 H. pylori 是慢性胃炎的主要致病因子，且与消化性溃疡、胃腺癌的关系十分密切。人体一旦感染 H. pylori，可持续数十年甚至终身。但是 H. pylori 感染者大多数无症状，只有少数人可表现不同程度的症状，H. pylori 菌株间毒素不同是主要原因之一。近年来，H. pylori 毒素的致病作用越来越受到人们的重视，体内外的试验证实，H. pylori 毒素可对细胞造成直接的损伤而使细胞形成空泡样变性。H. pylori 毒素可分为 2 种:空泡细胞毒素(Vacuolating Cytotxin A,vacA)和细胞毒素相关蛋白(Cytotxin Associated GeneA,cagA)。拥有 cagA 基因的幽门螺杆菌无论基因型还是表型菌都与无 cagA 基因的菌株明显不同,其致病能力也存在着显著差异。

(一)H. pylori 的检测

1. 微生物学检测方法　微生物学检测方法主要是细菌分离培养技术,是诊断 H. pylori 感染的"金标准",培养同时可以获得诸如抗原制备、药敏试验、分型和致病性研究所需要的细菌,但要求具有一定的厌氧培养条件和技术,作为常规诊断手段不易推广。

2. 血清学方法　血清学方法即 ELISA 法,检测外周血中 H. pylori 组分如细胞毒素的抗体等,主要用于不同人群中 H. pylori 感染情况的流行病学调查和根除治疗后较长期(>3 个月)的复查,一般不单独用作医院患者 H. pylori 感染和根除(治疗后 1 个月)的诊断依据。由于 H. pylori 感染数周后血中才出现特异性抗体,所以阴性者血中也可存在交叉反应性抗性(如空肠弯曲菌感染),且 H. pylori 根除后血中抗体可长时间(>6 个月)持续阳性,故血清学阳性不能完全肯定患者有活动性感染,阴性不能排除初期感染。因此,血清学抗体的检测只能用于流行病学筛检,而不能用于临床诊断。

3. 尿毒酶依赖技术　尿素酶是 H. pylori 最明显的抗原之一,它可以引起 H. pylori 感染患者和动物模型的血清中抗 H. pylori、动物模型的血清中抗 H. pylori－IgG 和抗 H. pylori－IgA 的升高。也可拿尿素酶作抗原,借血清学反应诊断 H. pylori 感染,监测 H. pylori 疗效和进行流行病学调查。

4. ^{13}C 或 ^{14}C 呼气试验　胃内的幽门螺杆菌依靠其高活性的内源性尿素酶能将口服的 ^{13}C(稳定性核素)或 ^{14}C(放射性核素)标记的尿素分解成 NH3 和 $^{13}CO_2$(或 $^{14}CO_2$)。分解产生的 $^{13}CO_2$(或 $^{14}CO_2$)极易弥散入血,经肺呼出并被检测到。其反应式如下。

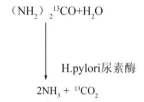

^{13}C 或 ^{14}C 呼气试验是敏感性和特异性都很高的无创性检测方法,能反映胃内幽门螺杆菌感染的全貌,监测幽门螺杆菌的根治疗效。^{13}C 呼气试验无放射性,更适用于儿童患者的检测。

(二)H. pylori 毒素的检测

1. 空泡变性试验　在光镜下观察,能使 50% 以上的细胞形成空泡样变性,证明 H. pylori 培养基上有毒素。这种毒素的空泡变性试验也是最常用的检测产毒菌的方法。

2. 中性红摄取试验　中性红摄取试验是在空泡变性试验基础上改进的。其原理也是根据毒素能造成细胞空泡样变性。本试验较光镜下观察的空泡变性试验更敏感、简单。

3. 中和实验　中和实验是目前常用的检测产毒株感染的方法。健康入血中无中和活性,感染非产毒株后,只有极少部分患者血清具有中和活性。中和实验可作为一个血清学指标用于检测产毒菌的感染。其结果可用光镜下观察的变性细胞计数,也可用中性红摄取试验检测。中和实验具有高度的敏感性和特异性。

4. 分子生物学的检测方法　H. pylori 感染是一个世界性问题,感染率随年龄的增高而增加。我国属 H. pylori 感染率较高的国家,自然人群感染率为 $40\%\sim60\%$。H. pylori 在慢性胃炎患者群中的检出率为 $60\%\sim70\%$,在胃溃疡患病群中的检出率为 $70\%\sim80\%$,在十二指肠球部溃疡患病群中的检出率为 $90\%\sim100\%$。

三、胃泌素

(一)概述

胃泌素是胃肠激素中的重要激素之一,具有促进胃酸自律性分泌和营养胃肠道黏膜等多种生理功能。胃泌素主要由 G 细胞分泌。G 细胞是典型的开放型细胞,以胃窦部最多,其次是胃底十二指肠和空肠等处,但细胞总量不及胃窦的 2%。人胰岛 D 细胞亦能分泌胃泌素。研究发现,颊黏膜、舌、食道、中枢神经系统(集中在下丘脑)也含有胃泌素。

胃泌素的分子结构有大小不同的 5 种形式,即小胃泌素(Little Gastrin,G－17)、大胃泌素(Big Gastrin,034)、小小胃泌素(Little Little Gastrin)、大大胃泌素(Big Big Gastrin)和成分Ⅰ(ComponentⅠ)。它们在血浆和不同组织内的含量不同,在血浆中,G－34 占 2/3,其余主要为 G－17;在胃窦黏膜上,G－17 占 90%,G－34 仅占 10%;而在十二指肠黏膜上,G－34 占 60%,G－17 占 40%;大大胃泌素在胃窦和十二指肠黏膜内还不及 1%。

胃泌素中 G－17 作用最强。它是由 17 个氨基酸组成的多肽,其生物学活性约为相同克数的大胃泌素的 5 倍。这种现象可能是因为在血液中大分子形式易于保存,但在血流至外周组织时,大分子就分裂为小分子,与受体结合,以发挥其最大效能。

因胃泌素的主要代谢部位是肾脏,故肾功能不全和肾切除患者血清中的胃泌素浓度升高。小肠在胃泌素代谢中也起一定作用。当血液循环中胃泌素浓度增高时,可反馈抑制胃泌素的释放。

1.促进胃泌素释放的因素

(1)机械性刺激。胃窦扩张,如胃窦内食物的机械刺激。

(2)化学性刺激。某些氨基酸(如甘氨酸)、蛋白胨、肉汁、酒精、血钙含量增高、肾上腺素增高和碱化胃等,均可使胃泌素释放增加。

(3)迷走神经兴奋。支配胃窦的迷走神经兴奋可刺激 G 细胞释放胃泌素。

2.抑制胃泌素释放的因素

(1)胃窦部的酸化。胃内酸度增加时,抑制胃泌素的释放;胃内酸度减少时,促进胃泌素的释放。

(2)其他胃肠激素的影响。胰泌素、胰高血糖素、抑胃肽、肠血管活性肽及生长抑素等均有抑制胃泌素释放的作用。

(3)交感神经兴奋。交感神经兴奋可抑制胃泌素释放与胃酸分泌。

(二)胃泌素的生理作用

胃泌素几乎对整个胃肠道均有作用,其短期作用主要是刺激胃酸分泌,长期作用主要是营养胃和十二指肠黏膜,如刺激壁细胞的增殖。

1.促进胃肠道的分泌功能。胃泌素能增加胃酸、胃蛋白酶、胰液、胰泌素、胆汁中的水和盐的分泌。

2.增加胃肠道的运动。胃泌素能增进胃、小肠、结肠和胆囊的收缩力,使食道下端括约肌张力增加,以维持食管贲门处的高压带。

3.括约肌松弛作用。胃泌素能松弛幽门括约肌、胆道口括约肌和回盲部括约肌。

4.促进增殖。胃泌素能促进胃及上部肠道黏膜细胞的分裂增殖,促进 DNA 及 RNA 的合成和黏膜血流量的增加,使胃和十二指肠黏膜明显增厚。

5.促激素释放作用。胃泌素能促进胰岛素和降钙素的释放。

(三)胃泌素测定及临床意义

正常人血清胃泌素的波动范围为 $20\sim200$mg/L,有学者报道为(57 ± 38)ng/L。健康成人空腹血清胃泌素浓度应低于 100ng/L。

Hanshy 根据患者体内胃泌素浓度的高低,将疾病分为以下几种类型。

1.高胃泌素血症

(1)高胃酸性高胃泌素血症

1)胃泌素瘤,又称"卓-艾氏综合征"(Zollinger-Ellison Syndrome,ZES)。1955 年,Zollinger 和 Ellison 发现一类胰岛瘤伴有消化性溃疡的患者,提出该类患者产生溃疡的原因主要是胰岛细胞产生了溃疡性激素。以后的研究证实,促使多发性溃疡产生的物质为肿瘤细胞所分泌的胃泌素。

2)胃窦黏膜过度增生使 G 细胞过度增殖,产生较多的胃泌素。

3)残留旷置胃窦,胃次全切除时,可能有一小部分残留的胃窦组织被包埋在十二指肠残端内,由于残留的胃窦接触碱性环境,所以使 G 细胞增大、肥大,血清胃泌素增高。

4)慢性肾功能衰竭患者十二指肠溃疡发病率可达 28%,而一般人群仅为 1%,这与肾衰时胃泌素分泌亢进及肾脏降解能力下降有关。肾脏是胃泌素灭活的主要场所,肾功能不全时血清胃泌素可比正常高出 $2\sim3$ 倍,且与血清肌酐及尿素氮呈正相关。但也有人认为,肾功不全时血清胃泌素浓度的升高是因为肾病时胃酸有所降低,透析后胃泌素浓度可明显下降,肾移植后血清胃泌素浓度可恢复正常。

另外,肾衰继发甲状旁腺功能亢进也可使胃泌素分泌亢进。肾功能恢复后,胃泌素浓度大多恢复正常,如不能恢复,常提示有萎缩性肾炎的可能。

(2)低胃酸性或无胃酸性高胃泌素血症

1)胃溃疡:一般胃溃疡患者的胃酸浓度正常或偏低,血清胃泌素浓度偏高。

2)A 型萎缩性胃炎:由于壁细胞抗体(Parietal Cell Antibody,PCA)的存在,胃壁细胞萎缩,盐酸分泌减少、刺激 G 细胞分泌胃泌素增加。

3)迷走神经切断术:手术断绝了迷走神经对胃底和胃体泌酸区的支配作用,导致胃酸减少、胃泌素分泌增加。

4)甲状腺功能亢进:甲状腺激素具有抑制胃酸合成的作用,此类患者胃酸分泌减少,因而直接刺激胃泌素释放,经抗甲状腺药物或心得安治疗后血清胃泌素浓度显著降低。

2.低胃泌素血症

(1)胃食道反流:胃泌素降低,贲门高压带张力下降,致使胃内容物反流。

(2)B 型萎缩性胃炎:病变主要发生在胃窦部,胃窦黏膜萎缩,直接影响 G 细胞分泌胃泌素的功能。

3.胃泌素反应性增强

(1)贲门失弛缓症:维持食道下端括约肌的张力需要依靠胃泌素的作用,当人体对胃泌素过度反应时,可造成贲门失弛缓。

（2）十二指肠溃疡：此类患者对胃泌素刺激可出现较强的胃酸分泌反应，并呈低阈反应，说明十二指肠溃疡患者的壁细胞对胃泌素的反应性比正常人高。

四、血管活性肠肽

血管活性肠肽（Vasoactive Intestinal Peptide，VIP）主要存在于消化道 D 细胞、中枢及周围神经系统。VIP 可抑制食物、组织胺和五肽胃泌素引起的胃酸和胃蛋白酶分泌，抑制胃的运动。VIP 引起疾病的最突出的例子就是 VIP 瘤，或称"Verner－Morrison 综合征"。由于肿瘤分泌大量 VIP，所以造成小肠液过度分泌和大量分泌性腹泻，在临床上表现为水泻低血钾无（低）胃酸综合征（Watery Diarrhea Hypokalemia and Achlorhydria Syndrome，WD－HA）。贲门失弛缓症、短肠综合征和肝硬化患者血浆中的 VIP 含量升高。

五、抑胃肽

抑胃肽（Gastric Inhibitory Polypeptide，GIP）由小肠黏膜中 K 细胞产生，在空肠中含量最高，十二指肠及空肠也有一定量的分泌。其生理作用包括抑制胃酸分泌、抑制胃蛋白酶分泌、抑制胃的蠕动和排空、刺激小肠液的分泌，是胃肠道主要的神经递质之一。因为十二指肠溃疡患者空腹 GIP 与正常人无异，而进餐后明显高于正常人，而且上升幅度大、速度快、持续时间长，所以测定 GIP 应在进餐后进行。

乳糜泻及热带吸收不良症患者，进食后 GIP 反应很低，这提示十二指肠和空肠黏膜广泛受损时，可导致 GIP 释放不足，而结肠疾患甚至部分累及上部小肠的克罗恩病患者，进食后 GIP 反应亦正常。

六、胃动素

胃动素（Motilin）由小肠 EC_2 细胞分泌，在空肠黏膜含量最高，在十二指肠和空肠上段也有相当的含量。由于胃动素有强烈的刺激上消化道运动的作用，所以对临床上主诉有上消化道运动异常的患者，无论有无器质性病变，应进一步研究与胃动素的关系。

七、胆囊收缩素

胆囊收缩素（Cholecystokinin，CCK）是由十二指肠和空肠的 I 细胞所分泌的多肽激素。肠道中的 CCK 约 89% 存在于黏膜层，肌层很少，胃窦部含量极微。

1. CCK 的生理作用

（1）收缩胆囊：收缩胆囊是最早发现的 CCK 的主要作用。有人用超图像测量胆囊体积变化与血浆 CCK 含量的关系。脂餐后 CCK 升高至（5.0±0.8）pmol/kg，胆囊在 15min 收缩一半，在 60min 收缩最完全。而且胆囊收缩并无反馈抑制 CCK 分泌的作用。Takahashi 发现，给豚鼠注射 CCK 后，胆囊中的乙酰胆碱含量明显增加，由此推论，CCK 收缩胆囊的功能是通过迷走神经来实现的。

（2）刺激胰腺分泌：CCK 可刺激胰腺的胰酶和碳酸氢盐分泌，使胰液中的胰酶活性增强，使胰腺细胞中的酶原颗粒减少。CCK 可刺激十二指肠腺的分泌，增加肠系膜上动脉血流，促进胆汁分泌，营养胰腺细胞。

（3）对胃肠道的作用：CCK 对从食道下括约肌到结肠这一段消化道具有不同的生理功

能,包括抑制食管下括约肌和 Oddi 氏括约肌的收缩,抑制近端十二指肠的蠕动;促进远端十二指肠和空肠的蠕动,引起休息状态下胃和幽门括约肌收缩。有人认为 CCK 对胃黏膜直接起作用,对结肠是通过结肠的 P 物质、碱受体来调节纵行肌收缩的。

(4)刺激胰岛和胃肠激素释放。CCK 可刺激胰岛释放胰岛素,增强胰泌素拮抗胃泌素的泌酸作用,调节胰多肽在肠道和体液中的释放。

2. CCK 测定的临床意义

(1)提供参考值:有学者报道,正常人空腹血浆 CCK 为 30～300ng/L。Walsh 报道正常人空腹血浆 CCK 含量低于 0.2pmol/L,进餐后含量明显增多。

(2)对胰、肠和肝脏疾病的诊断价值。空腹血浆 CCK 含量的高低可间接反映胰腺的外分泌功能。当胰腺外分泌功能减退时,血中 CCK 含量明显升高,如慢性胰腺炎。CCK 测定还可协助判断某些小肠疾病的病损位置。如成人乳糜泻,若病变在小肠上部,则分泌 CCK 的细胞被破坏,使血中 CCK 含量下降;若病变在小肠远端,由于该部位几乎不存在分泌 CCK 的 I 细胞,所以血中 CCK 含量无变化。

八、生长抑素

胃窦黏膜中 D 细胞释放的生长抑素(Somatostatin,SS)通过旁分泌途径对 G 细胞释放胃泌素有明显的保护作用。因此,有人想到这一多肽在消化性溃疡的发病中可能起着一定的作用。研究结果表明,十二指肠溃疡患者胃窦和十二指肠黏膜中的 D 细胞数量和生长抑素含量明显低于对照组。十二指肠溃疡患者在生长抑素、胃泌素和胃酸分泌的调节机能方面可能存在着缺陷。生长抑素释放减少后,可以引起胃泌素释放和胃酸分泌增多,同时可削弱机体对胃、十二指肠黏膜的保护作用,因而容易引发消化性溃疡。

九、胰多肽

基础胰多肽(Pancreatic Polypeptide,PP)浓度呈节律性波动,与消化间期肌电复合波(IDMC)的特征性分泌和运动节律相一致。血浆 PP 浓度在 I 相较低,在 II 相逐渐升高,至 II 相末和 III 相达到高峰(比 I 相的浓度增加 5 倍),在 IV 相浓度开始下降。基础胰多肽浓度随着年龄的增长而增高,在胎儿和儿童中较低,而在健康老年人中明显升高。

迷走神经对胰多肽的释放有重要的调节作用。因此,普遍认为胰多肽释放量的多少能反映迷走神经张力的高低。十二指肠溃疡患者胃酸分泌增多的原因之一是迷走神经张力增高。有人对十二指肠溃疡患者胰多肽的分泌状态进行了研究,目的是验证溃疡病患者的迷走神经张力是否增高。目前这方面的报道并不是很多。有研究表明,十二指肠溃疡患者空腹血浆胰多肽浓度明显高于对照组,餐后反应与对照组无明显区别,但也有报道表明十二指肠溃疡患者空腹血浆中的胰多肽浓度并不升高。

十、粗纤维调节素

粗纤维调节素(Undulin,UN)是一种新近从人胎盘和新生猴皮肤组织中分离到的一种细胞外基质糖蛋白,与 FN(纤维连接蛋白)和 TN(细胞黏连素)属同一超基因家族。正常人肝脏内 UN 主要沿肝窦隙的单纤维及汇管区纤维束中原纤维分布,提示其与原纤维组成的纤维束有关。初步的研究结果表明,血液循环中的 UN 来自于成熟结缔组织的降解,其血清含量是反映肝脏结缔组织结构改建和降解的指标。

有人在测定血清中的 UN 时发现,活动性肝病患者 UN 增加量可达正常值 8 倍以上,以酒精性肝炎、原发性胆汁性肝硬化(Ⅲ－Ⅳ期)患者增高最为明显。

十一、胰腺检测指标

1.血清淀粉酶　常用方法的正常参考值范围为 40～180U,Somogyi 法为 8～64U。

2.尿淀粉酶　正常参考值 Somogyi 法为 80～300U,Winslow 法为 8～32U。

3.血清弹性蛋白酶　1949 年,Bal 和 Banga 首次在哺乳动物胰腺内发现胰弹性蛋白酶(Pancreatic Elastase,PE)。弹性蛋白酶是胰腺腺汇细胞分泌的后种肽链内切酶,以能迅速分解弹性蛋白为特征,普遍存在于哺乳动物的胰腺及胰液中,以酶原的形式进入胰液,然后被胰蛋白酶激活,对胰腺炎的诊断有一定参考价值。其正常参考值因测定方法不同而异。

(林旭红)

第四节　胃食管反流病

一、概述

胃食管反流病(Gastroesophageal Reflux Diseases,GERD)是指胃十二指肠内容物反流入食管引起烧心等症状,可引起反流性食管炎(Reflux Esophagitis,RE)以及咽喉、气管等食管邻近的组织损害。7%～15% 的人群有胃食管反流症状,发病率随年龄增长而增加,以 40～60 岁为高峰发病年龄。男性多于女性,比例为(2～3)∶1。GERD 在上海、北京的患病率为 5.77%,低于西方国家,病情亦较轻,有相当一部分 GERD 患者内镜下无食管炎表现,这类 GERD 又称"内镜阴性的 GERD"或"非糜烂性反流病"(Nonerosive Reflux Diseases,NERD)。

二、实验室检查

1.内镜检查　内镜检查是诊断反流性食管炎最准确的方法,能判断反流性食管炎的严重程度和有无并发症,结合活检可与其他原因引起的食管炎和其他食管病变(如食管癌等)进行鉴别。内镜下无反流性食管炎不能排除胃食管反流病。根据内镜下所见食管黏膜的损害程度对反流性食管炎进行分级,有利于病情判断及指导治疗,目前,临床上多采用洛杉矶分级法。

(1)正常。食管黏膜没有破损。

(2)A 级。一个或一个以上食管黏膜破损,长径小于 5mm。

(3)B 级。一个或一个以上黏膜破损,长径大于 5mm,但没有融合性病变。

(4)C 级。黏膜破损有融合,但小于 75% 食管周径。

(5)D 级。黏膜破损融合,至少达到 75% 食管周径。

2.24h 食管 pH 监测　24h 食管 pH 监测是诊断胃食管反流病的重要检查方法。应用便携式 pH 记录仪在生理状况下对患者进行 24h 食管 pH 连续监测,可提供食管是否存在过度酸反流的客观证据,并了解酸反流程度及其与症状发生的关系。常用的观察指数:24h 内 pH<4 的总百分时间、pH<4 的次数、持续 5min 以上的反流次数以及最长反流时间等。但要注

意,在行该项检查的 3 日内,受检者须停用抑酸药与促胃肠动力的药物。

3.食管吞钡 X 线检查 对不愿接受或不能耐受内镜检查者进行该项检查,其项目的主要是排除食管癌等其他食管疾病。严重的反流性食管炎患者可发现阳性 X 线征。

4.食管滴酸试验 在滴酸过程中,出现胸骨后疼痛或烧灼感的患者为阳性,且这一情况多在滴酸的最初 15min 内出现。

5.食管测压 可测定食管下括约肌的长度和部位、食管下括约肌压力、食管下括约肌松弛压、食管体部压力及食管上括约肌压力等。正常食管下括约肌压力为 10～30mmHg,如食管下括约肌压力<6mmHg,易导致反流。当胃食管反流病内科治疗效果不好时,食管测压可作为辅助诊断方法。

6.其他 此类患者 IL-2 含量降低,IL-10、IL-13 等细胞因子含量升高,有一定的临床参考价值。

三、诊断和鉴别诊断

1.诊断 有反流症状,内镜下可能有反流性食管炎的表现,食管有过度酸反流的客观证据等,本病的诊断即可成立。对有典型症状而内镜检查阴性者,行 24h 食管 pH 监测,如证实有食管过度酸反流,诊断也可成立。

2.鉴别诊断 虽然胃食管反流病的症状有其特点,但是临床上仍应与其他病因引起的食管疾病(如真菌性食管炎、药物性食管炎、食管癌和食管贲门失弛缓症等)、消化性溃疡、胆道疾病相鉴别。以胸痛为主要表现者,应与心源性胸痛及其他原因引起的非心源性胸痛进行鉴别,还应注意与功能性疾病,如功能性烧心、功能性胸痛、功能性消化不良等相鉴别。

（林旭红）

第五节　食管癌

一、概述

食管癌(Esophageal Cancer)是原发于食管的恶性肿瘤,以鳞状上皮癌多见,临床上以进行性吞咽困难为其最典型的症状。中国是食管癌的高发国家,也是世界上食管癌死亡率最高的国家之一。中老年人易患食管癌,我国 80% 的患者发病在 50 岁以后,男性患者数多于女性,比例为(1.3～3)∶1。

二、实验室检查

1.食管黏膜脱落细胞检查 食管黏膜脱落细胞检查主要用于食管癌高发区的现场普查。受检者一般要吞入双腔塑料管线套网气囊细胞采集器,充气后缓缓拉出气囊。取套网擦取物涂片做细胞学检查,阳性率可达 90% 以上,常能发现一些早期病例。

2.内镜检查与活组织检查 内镜检查是发现与诊断食管癌的首选方法,可直接观察病灶的形态,并可在直视下做活组织病理学检查,以确定诊断。内镜下食管黏膜染色法有助于提高早期食管癌的检出率。用甲苯胺蓝染色,食管黏膜不着色,但癌组织可染成蓝色;用氯化碘溶液染色,正常鳞状细胞因含糖原而着棕褐色,病变黏膜则不着色。

3.食管 X 线检查 早期食管癌 X 线钡餐造影征象:黏膜皱襞增粗、迂曲及中断,食管边缘毛刺状,小充盈缺损与小龛影,局限性管壁僵硬或有钡剂滞留。中晚期患者可见病变处管腔不规则狭窄、充盈缺损、管壁蠕动消失、黏膜紊乱、软组织影,腔内型食管癌可见巨大充盈缺损。

4.食管 CT 扫描检查 CT 扫描可清晰显示食管与邻近膈器官的关系。如食管壁厚度>5mm,与周围器官分界模糊,提示有食管病变存在。CT 扫描有助于临床医生制定外科手术方式、确定放疗的靶区及选定放疗计划。但 CT 扫描难以发现早期食管癌。

5.超声内镜 超声内镜能准确判断食管癌的壁内浸润深度,发现异常肿大的淋巴结以及明确肿瘤对周围器官的浸润情况,对肿瘤分期、治疗方案的选择以及预后的判断有重要意义。

6.其他 食管癌患者血清 IL-10 含量显著高于正常,其机理可能与抑制 T 淋巴细胞,尤其是 Th_1 细胞因子的分泌有关。

三、诊断和鉴别诊断

1.诊断 食管癌的早期发现和早期诊断十分重要。凡年龄在 50 岁以上(高发区在 40 岁以上),出现进食后胸骨后停滞感或咽下困难者,应及时做有关检查以明确诊断。通过病史、症状分析和实验室检查,确诊一般无困难。

2.鉴别诊断 食管癌应与以下疾病相鉴别。

(1)食管贲门失弛缓症:该病是由于食管神经肌间神经丛等病变,引起食管下段括约肌松弛障碍所致的疾病。患者临床表现为间歇性咽下困难、食物反流和下段胸骨后不适或疼痛,病程较长,患者多无进行性消瘦。X 线吞钡检查可见贲门梗阻呈漏斗或鸟嘴状,边缘光滑,食管下段明显扩张,吸入亚硝酸异戊酯或口服、舌下含化硝酸异山梨酯 5～10mg 可使贲门弛缓,钡剂随即通过。

(2)胃食管反流病:该病是指由十二指肠内容物反流入食管引起的病症,表现为烧心、吞咽性疼痛或吞咽困难。内镜检查可见食管黏膜炎症、糜烂或溃疡,但无肿瘤证据。

(3)食管良性狭窄:食管定性狭窄一般由腐蚀性或反流性食管炎所致,也可因长期留置胃管、食管手术或食管胃手术而引起。X 线吞钡可见食管狭窄、黏膜消失、管壁僵硬,狭窄段与正常食管段边缘整齐,无钡影残缺征。内镜检查可确定诊断。

(4)其他:食管癌尚需与食管平滑肌瘤、食管裂孔疝、食管静脉曲张、纵膈肿瘤、食管周围淋巴结肿大、左心房明显增大、主动脉瘤压迫食管造成狭窄而产生的吞咽困难相鉴别。癔球症患者多为女性,时有咽部球样异物感,进食时消失,常由精神因素诱发,无器质性食管病变。

(林旭红)

第六节 急性胃炎

一、概述

急性胃炎(Acute Gastritis)系由多种病因引起的胃黏膜急性炎症。急性发病,患者常表现为上腹部症状。急性胃炎主要包括:幽门螺杆菌感染引起的急性胃炎;除幽门螺杆菌之外的病原体感染及毒素对胃黏膜损害引起的急性胃炎;急性糜烂出血性胃炎。临床上以急性糜烂出血性胃炎最常见。

二、实验室检查

1.胃镜检查 急性糜烂出血性胃炎的确诊有赖于急诊胃镜检查,如发生呕血或黑便,内镜下可见以弥漫分布的多发性糜烂、出血灶和浅表溃疡为特征的急性胃黏膜病损。

2.血常规检验 急性胃炎患者的外周血白细胞计数增加,中性粒细胞比例增高。红细胞计数、Hb 浓度测定有助于了解贫血的情况。

3.X 线钡剂造影检查 X 线钡剂造影检查可见病变黏膜粗糙、激惹。

4.细胞因子检查 血清 IL−6、IL−8、IL−18 等细胞因子含量升高。

5.隐血试验 对呕吐物和粪便做隐血试验,有助于了解上消化道出血的情况。

三、诊断和鉴别诊断

1.诊断 上腹痛、恶心、呕吐和食欲减退为常见症状。药物和应激所致的胃炎,以呕吐或黑便为首发症状,配合内镜等检查诊断不会十分困难。

2.鉴别诊断 本病需与急性肠胃炎相鉴别,急性肠胃炎常出现严重的腹泻、脱水、酸中毒等症状,区别并不难。

(林旭红)

第七节 慢性胃炎

一、概述

慢性胃炎(Chronic Gastritis)是由各种原因引起的胃黏膜慢性炎症。慢性胃炎的疗程一般较长,短期内难治愈,这与细菌、酒精、化学中毒、物理等因素引起的急性胃炎存在明显的区别。慢性胃炎的发病率较高,在医院门诊患者中占 80%以上,必须十分重视。

二、实验室检查

1.X 线检查 慢性胃炎的 X 线诊断主要是利用向胃腔灌入钡剂等造影剂,使胃内腔充盈,通过 X 线透射,在胶片上或录像带上获取由钡剂铸成的胃内黏膜隆起、凹陷的轮廓侧影图像,就是通常所称的"钡剂检查"。

2.胃镜及活组织检查 在进行胃镜检查的同时钳取活组织进行病理检查是诊断慢性胃炎最可靠的方法。非萎缩性胃炎内镜下可见胃部有红斑,黏膜粗糙不平且有出血点、水肿、渗出等。萎缩性胃炎内镜下可见黏膜红白相同,以白为主,皱襞变平甚至消失,黏膜血管暴露,黏膜呈颗粒或结节状等,病理检查发现胃固有腺体减少时,即可诊断为"萎缩性胃炎"。

3.胃酸 浅表性胃炎胃酸正常或降低,萎缩性胃炎患者大多数胃酸明显降低,空腹常无酸。

4.胃蛋白酶原 胃蛋白酶主要由主细胞分泌,在胃液、血液及尿液中均可测得。蛋白酶含量的高低基本与胃酸平行。有人观察到,胃液与血液中的胃蛋白酶原含量与活组织病理检查的结果常一致。蛋白酶原含量低者活组织检查多数为萎缩性胃炎。

5.内因子　内因子由壁细胞分泌,壁细胞减少则内因子分泌也减少,检查内因子对萎缩性胃炎、胃萎缩及恶性贫血的诊断有帮助。

6.胃泌素　胃泌素由胃窦 G 细胞分泌,胃泌素能促进胃液特别是胃酸的分泌,胃酸含量高时,胃泌素分泌减少。此外,血清胃泌素含量高低与胃窦部黏膜病变的程度有密切的关系。萎缩性胃炎患者血清胃泌素的含量一般较高。

7.壁细胞抗体　萎缩性胃炎患者细胞抗体检查的阴性率较高,有助于慢性胃炎的分型。

8.胃泌素分泌细胞抗体　有研究表明,检查 106 例非萎缩性胃炎患者,胃泌素分泌细胞抗体阴性者有 8 例,而萎缩性胃炎患者该抗体检查结果全部为阳性,恶性贫血及正常人全部为阴性。

9.胃电图　在患者腹部等体表部位放置电极,插入胃电图仪,通过胃运动时发生的胃电信号,测定胃电节律,包括基本电节律和慢波,了解有无胃运动功能的问题。该法简单,患者不受痛苦,易于接受。

10.Hp 检测　Hp 检测有多种方法,如组织学、细菌培养、尿素酶、^{13}C 和 ^{14}C 呼气试验或粪便 Hp 抗原检测。

三、诊断与鉴别诊断

1.诊断　根据胃镜检查及胃黏膜活组织病理检查结果,加上幽门螺杆菌和相关实验室检查结果,本病的诊断并不困难。

2.鉴别诊断　本病需与严重的消化不良以及其他消化性溃疡相鉴别。

（林旭红）

第八节　消化性溃疡

一、概述

消化性溃疡（Peptic Ulcer,PU）主要是指发生在胃和十二指肠的慢性溃疡,即胃溃疡（Gastric Ulcer,GU）和十二指肠溃疡（Duodenal Ulcer,DU）,因溃疡形成与胃酸/胃蛋白酶的消化作用有关而得名。溃疡的黏膜缺损超过黏膜肌层,不同于糜烂。

二、实验室检查

1.胃镜检查　胃镜检查是确诊消化性溃疡的检查方法。胃镜检查不仅对胃、十二指肠黏膜直接观察摄像,还可在直视下取活组织做病理检查或对幽门螺杆菌进行检测。因此,胃镜检查对消化性溃疡的诊断以及胃良性、恶性溃疡的鉴别诊断的准确性高于 X 线钡剂检查。

2.X 线钡剂检查　X 线钡剂检查适用于对胃镜检查有禁忌或不愿意接受胃镜检查者。溃疡的 X 线征象有直接和间接 2 种:龛影是直接征象,对溃疡有确诊价值;局部压痛、十二指肠球部激惹和球部畸形、胃大弯侧痉挛切迹为间接征象,仅提示可能有溃疡。

3.幽门螺杆菌检查　幽门螺杆菌检测应列为消化性溃疡诊断的常规检查项目,有无幽门螺杆菌感染将决定治疗方案的选择。检测方法分为侵入性和非侵入性两大类。前者需通过胃镜检查取胃黏膜活组织进行检测,主要包括快速尿素酶试验、组织学检查和幽门螺杆菌培养;后者主要有^{13}C或^{14}C尿素呼气试验、粪便幽门螺杆菌抗原检测及血清学检查(定性检测血清幽门螺杆菌免疫球蛋白的抗体)。

快速尿素酶试验是侵入性检查的首选方法,操作简便、费用低。组织学检查可直接观察幽门螺杆菌,与快速尿素酶试验结合,可提高诊断的准确率。幽门螺杆菌培养技术要求较高,主要用于科研。^{13}C或^{14}C尿素呼气试验检测幽门螺杆菌的敏感性及特异性高,无须胃镜检查,可作为幽门螺杆菌根除治疗后复查的首选方法。

4.胃液分析

(1)一般状况:胃液为无色透明液体,其颜色常因含有黏液或混有血液、胆汁及食物残渣成分而改变,胃液有一定的黏稠度。

(2)气味:正常胃液略带酸味,有腐败臭味时,应考虑有食物发酵,可能存在幽门狭窄、胃运动弛缓。胃癌患者、胃液有恶臭者、胃溃疡出血后,胃液常有血腥味。伴有肠梗阻或大肠癌时,胃液可出现粪臭味。

(3)黏液:正常胃液中有少量黏液。

(4)血液:正常胃液中不含血性成分,各种原因引起胃内少量出血,经胃酸作用后多呈咖啡色。如果胃内抽出大量鲜红色或暗红色血性物质,则说明有病理性出血,宜立即治疗。

(5)胆汁:胃液呈微黄色或黄色,表明有胆汁自幽门或吻合口逆流入胃,少量胆汁可能与插管引起的恶心有关;如色泽较深,则要怀疑幽门关闭不全或十二指肠以下有梗阻。

(6)食物残渣:正常人经几小时禁食,胃内不应有食物残渣,若胃内混有食物残渣,则说明胃排空障碍,可见于溃疡引起的幽门水肿、痉挛及瘢痕狭窄或其他原因引起的胃排空不畅,这些为病理现象。

(7)胃液pH:正常情况下,胃液的pH为1.6～2.0。

(8)24h胃液量:正常人空腹胃液量为50～70mL;胃液量少于10mL见于萎缩性胃炎、胃蠕动亢进;胃液量大于100mL为胃液增多,见于十二指肠溃疡、溃疡后伴胃泌素瘤等。

5.血清胃泌素测定 一般仅在怀疑有胃泌素瘤时作鉴别诊断之用。

6.血常规检查 血常规检查结果一般无明显改变,若有并发症如大出血及幽门梗阻时,则有不同程度的贫血。

7.粪便隐血试验 一般认为,出血量在5mL左右,粪便隐血呈阳性;如出血量为50～60mL,粪便呈柏油样;如出血量大,此时粪便可呈现暗红色。

8.血清IL-6、IL-8、IL-23含量高 经综合治疗后,患者血清IL-6、IL-8、IL-23含量与正常人比较无显著性差异,提示炎症的消除可使细胞因子紊乱得到纠正。

三、诊断和鉴别诊断

1.诊断 根据慢性病程、周期性发作的节律性上腹疼痛,再进行胃镜、X线钡餐检查及实验室的相关检查,本病诊断并不困难。

2.鉴别诊断 本病需与胃癌、胃泌毒瘤等有关疾病进行鉴别。

(林旭红)

第九节 胃癌

一、概述

胃癌(Gastric Carcinoma)患者数约占胃恶性肿瘤患患者数的 95% 以上,在癌症病死率中排列第二位。男性胃癌的发病率和死亡率高于女性,男女患患者数之比为 2:1。发病年龄以中老年居多,35 岁以下较少,55～70 岁为高发年龄。

二、实验室检查

1.血常规 患者血常规检结果常有红细胞和血红蛋白含量降低,呈小细胞低色素性贫血;白细胞一般正常,晚期常升高,甚至出现类白血病反应,血流加快。

2.大便隐血试验 大便隐血持续阳性对胃癌诊断有一定的意义,胃癌患者 80%～90% 出现大便隐血阳性。

3.胃液分析 55%～70% 的胃癌患者胃酸缺乏,其余病例胃酸正常或偏高。胃酸偏低的程度与胃癌的体积大小及部位有关,体积越大,低酸或无酸倾向越大。息肉样胃癌及胃底贲门癌患者体内的胃酸含量比幽门部胃癌患者低。

4.肿瘤标志物检测 CEA、AFP、CA-199、CA-724 等肿瘤标志物在胃癌患者体内均有不同程度的升高,其中,CA-724 对胃癌检出的阳性率可达 70%。到目前为止,尚未发现针对早期胃癌的特异性肿瘤标志物。

5.血清同型半胱氨酸(Hey)和胱抑素 C(CysC)检测 据文献报告,已证实 Hey 和 CysC 对消化道肿瘤具有较高的阳性检出率,其中,胃癌的阳性检出率可达 80% 以上,有一定的临床实用价值。

6.基因检测 目前已发现与早期胃癌发生有关的基因有 ras、P53、C-myc、P16 等。ras 基因参与对细胞增殖的调控,活化编码为 P21 的蛋白质,为细胞生长传递促有丝分裂信号,导致细胞恶性增殖。P53 基因是研究最广泛的抑癌基因,P53 基因突变率按正常、肠化生、非典型增生及癌变的顺序递增。P16 基因为细胞周期负调控基因,抑制细胞增殖,P16 基因甲基化突变与胃癌密切相关。目前主要应用荧光定量聚合酶链式反应扩增基因,对胃癌的早期诊断和预测微小转移有一定的临床意义。

7、端粒酶 人端粒酶反转录酶是端粒酶活性的限制成分,与端粒酶的活性密切相关。研究发现,胃癌早期即有人端粒酶反转录酶的 RNA 表达,且人端粒酶反转录酶在肠化上皮即有表达,提示端粒酶的活性及亚组分可作为胃癌早期诊断的标志物。

8.幽门螺杆菌 人体感染幽门螺杆菌后,细菌释放空泡毒素 VacA,引起萎缩性胃炎伴肠上皮化生,长期作用会导致胃黏膜异型增生和癌变。因此,幽门螺杆菌检查阳性有助于早发现胃黏膜癌前病变和早期胃癌。

9.X 线钡剂造影检查 常规 X 线钡剂造影检查对早期胃癌的诊断率仅为 1/3,而双重对比钡剂造影可明显提高早期胃癌的诊断率。高浓度钡剂造影较低浓度钡剂造影更能降低诊断的非特异性,提高诊断的准确率。

10.普通 CT 及螺旋 CT　普通 CT 对早期胃癌的诊断敏感性差,一般不作首选方法。螺旋 CT 能准确反映出胃癌与正常组织间的血供差异,提高了胃癌的检出率,其准确率达76.7%,对早期胃癌诊断的准确率与纤维内镜相当。

11.仿真内镜　仿真内镜对于术前胃癌分期更有帮助,可提高早期胃癌的检出率,便于指导制定手术治疗方案。

12.内镜检查

(1)普通胃内镜。通过普通胃内镜可以发现早期胃癌,鉴别良性恶性溃疡,确定胃癌的类型和病灶浸润的范围。胃镜检查结合活组织病理检查是诊断胃癌最可靠的特殊检查。

(2)放大内镜。放大内镜可将图像放大几十倍,便于专家观察黏膜微细结构,以判断病变的良恶性、组织学类型以及病变的深度和范围。

(3)自体荧光内镜。正常黏膜表面呈亮绿色荧光,而非典型增生和癌变黏膜呈红色或紫色荧光。自体荧光内镜的高敏感性对发现早期胃癌、指导活检很重要。

三、诊断和鉴别诊断

1.诊断　对胃癌的诊断主要依据内镜检查结果、活检结果以及 X 线钡剂造影图像及实验室相关肿瘤标志物检测,诊断并不困难。

2.鉴别诊断　本病需与胃及十二指肠溃疡加以鉴别。

(林旭红)

第十节　肠结核

一、概述

肠结核(Intestinal Tuberculosis)是由结核杆菌侵犯肠道引起的慢性特异性感染,过去在我国比较常见。近年来,本病已逐渐减少。肠结核多由人型结核杆菌引起,占 90% 以上。人饮用未经消毒的带菌牛奶或乳制品也可以发生牛型结核杆菌肠结核。

二、实验室检查

1.血液检查　溃疡型肠结核患者可有中度贫血,白细胞正常,淋巴细胞增高,血液流动明显加快,以上可作为评定结核病变活动程度的指标。

2.粪便检查　溃疡型结核患者粪便多为糊状,一般不含黏液、脓血,常规检查可见少量脓细胞和红细胞。粪便浓缩查找结核杆菌阳性有助于肠结核的诊断,但仅在痰液查找结核杆菌结果为阴性时才有意义。

3.X 线钡剂造影检查　X 线钡剂造影对肠结核的定性和定位诊断有重要价值,可显示其功能障碍的情况。肠结核的早期 X 线表现为黏膜增粗、紊乱和缺损。

4.内镜检查　病变累及直肠或乙状结肠者,可用乙状结肠镜检查。如病变在 30cm 以上或位于回盲部时,可用纤维结肠镜检查,并行活检以协助明确诊断。

三、诊断和鉴别诊断

1. 诊断 如有以下情况可导致本病：

(1)中青年患者有肠外结核病史，主要是肺结核。

(2)患者临床表现有腹泻、腹痛、右下腹压痛，也可有腹块、原因不明的肠梗阻、盗汗等结核性毒血症症状。

(3)X线钡剂造影检查发现跳跃征、溃疡、肠管变形和肠腔狭窄等征象。

(4)结肠镜检查发现主要位于回盲部的肠黏膜炎症、溃疡、炎性息肉或肠腔狭窄。

(5)PPD(结核菌素)试验呈强阳性。

2. 鉴别诊断

(1)克罗恩(Crohn)病：不伴有肠外结核、抗酸杆菌染色阴性、PPD试验无强阳性、抗结核治疗症状无明显改善、未见干酪性肉芽肿者可排除肠结核。

(2)右侧结肠癌：患者发病年龄大，常在40岁以上，一般无发热、盗汗等结核性毒血症表现，结肠镜检查及活检结果可确定结肠癌的诊断。

(3)阿米巴病或血吸虫病性肉芽肿：患者有相应的感染史，脓血便常见。粪便常规或孵化检查可发现有关病原体。结肠镜检查有助于鉴别诊断，相应的特效治疗有效也可区分。

(4)其他：肠结核还应与肠恶性淋巴瘤、耶尔森杆菌肠炎及一些少见的感染性肠病如非典型分枝杆菌(多见于艾滋病患者)、性病性淋巴肉芽肿、肠放线菌病等鉴别。若以发热为主要表现，肠结核需与伤寒等长期发热性疾病鉴别。

（林旭红）

第十一节 结核性腹膜炎

一、概述

结核性腹膜炎(Tuberculous Peritonitis)是由结核分枝杆菌引起的弥漫性腹膜感染。本病可见于任何年龄，以中青年多见，女性较多见，男女之比为1:2。

二、实验室检查

1. 血象、血沉和结核菌素试验 病程较长而有活动性病变的患者有轻度至中度贫血，白细胞计数多正常。腹腔结核病灶急性扩散或干酪型结核腹膜炎患者，其白细胞计数可增高，病变活动时血压增快，病变趋于静止时血沉恢复正常。PPD试验呈强阳性有助于本病的诊断。

2. 腹水检查 腹水检查对鉴别腹水性质有重要价值。本病腹水为草黄色渗出液，静置后有自然凝固块，少数为淡血色，偶见乳糜色，比重一般不超过1.018，蛋白含量大于30g/L，白细胞计数超过500×10^6/L，以淋巴细胞为主。但有时因低蛋白血症而使腹水白蛋白含量减少，检测血清—腹水白蛋白梯度有助诊断。结核性腹膜炎腹水腺苷脱氨酶活性常增高，有一定特异性。结核性腹膜炎患者的腹水普通细菌培养结果应为阴性。结核分枝杆菌培养的阳性率很低，腹水细胞学检查的目的是排除癌性腹水，宜作为常规检查。

3.腹部 B 超检查　少量腹水须靠 B 超检查发现。B 超检查可提示穿刺抽取腹水的准确位置,对腹部包块性质的鉴别也有一定的帮助。

4.X 线检查　腹部 X 线平片检查有时可见到钙化影,提示钙化的肠系膜淋巴结核。胃肠 X 线钡剂造影检查可发现肠黏连、肠结核、肠瘘、肠腔外肿块等征象,对本病的诊断有辅助价值。

5.腹腔镜检查　腹腔镜检查对诊断有困难者具有确诊价值,一般适用于有游离腹水的患者,可显示腹膜、网膜、内脏表现有散在或聚集的灰白色结节,浆膜失去正常光泽,混浊而粗糙。活组织病理检查可明确诊断。

三、诊断和鉴别诊断

1.诊断　有以下情况者应考虑本病:

(1)中青年,有结核病史,伴有其他器官结核病证据。

(2)长期不明原因发热,伴有腹痛、腹胀、腹水、腹壁柔韧感或腹部包块。

(3)腹水为渗出液性质,以淋巴细胞为主,普通细菌培养呈阴性。

(4)胃肠 X 线钡剂造影检查发现肠黏连等征象。

(5)PPD 试验呈强阳性。

2.鉴别诊断　本病需与腹腔恶性肿瘤,包括腹膜转移癌、恶性淋巴病、腹膜间皮瘤等相鉴别,这些都可以通过 CT、B 超及腹水细胞学检查明确诊断。肝硬化腹水为漏出液,且患者有失代偿期肝硬化的典型表现,鉴别无困难。以腹部包块为主要表现者应与腹部肿痛及克罗恩病等相鉴别。以急性腹痛为主要表现者应与其他外科急腹症相鉴别。

(林旭红)

第十二节　溃疡性结肠炎

一、概述

溃疡性结肠炎(Ulcerative Colitis,UC)是一种原因尚不十分清楚的直肠和结肠慢性非特异性炎症性疾病,以溃疡和糜烂性病变为主,多累及远端结肠,也可累及全结肠;以反复发作或持续性腹痛、腹泻、黏液脓血便、里急后重、发热、体重减轻为主要症状;各个年龄均可发生,但以青中年多见,男女发病率无明显差异。

二、实验室检查

1.血液检查　轻型患者血液中血红蛋白含量正常或轻度下降,中、重型患者有轻度、中度甚至重度下降。活动期患者体内白细胞计数可增高,血流加快,严重时血清白蛋白含量下降。

2.细胞因子检测　血清 C－反应蛋白、IL－8、IL－6、IL－32 等在疾病活动期均可显著升高,当病情缓解后可迅速下降。细胞因子检测对疾病预后的观察有一定的临床价值。

3.粪便检查　镜下可见大量红细胞、白细胞和黏液,隐血试验结果呈阳性。在急性发作期,粪便涂片中常见有大量多核巨噬细胞、溶组织阿米巴滋养体及包囊。血吸虫卵检查及大便孵化、细菌培养(沙门氏菌、痢疾杆菌、空肠弯曲杆菌、需氧菌及厌氧菌)及真菌培养结果呈阴性。

4.白细胞计数 50%～60%的患者可有不同程度的低色素性贫血。急性活动期伴有发热者白细胞计数多见增高,有时可见中性粒细胞中毒颗粒。

5.自身抗体检测 研究发现,外周血抗中性粒细胞细胞浆抗体、抗酿酒酵母抗体分别为UC和克罗恩病的相对特异性抗体。同时检测这些抗体有助于UC和克罗恩病的诊断和鉴别诊断。

6.结肠镜检查 该检查是本病诊断与鉴别诊断的重要手段之一,可行全结肠及回肠末段检查,直接观察肠黏膜的变化并取活组织检查,以确定病变范围。

7.X线钡剂灌肠检查 所见X线征象主要有:黏液粗乱和颗粒样改变;多发性线状溃疡;肠管缩短,结肠袋消失,肠壁变硬,可呈铅管状。结肠镜检查比X线钡剂造影检查结果准确,有条件时宜做全结肠结肠镜检查。

三、诊断与鉴别诊断

1.诊断 具有持续或反复发作的腹泻和黏液脓血便、腹痛、里急后重,伴有不同程度的全身症状者,在排除急性自限性结肠炎、阿米巴痢疾、慢性血吸虫病、肠结核等感染性结肠炎及结肠克罗恩病、缺血性肠炎、放射性肠炎等疾病的基础上,具有上述结肠镜检查重要改变中的至少一项,根据黏膜活检结果,可以诊断为本病。

2.鉴别诊断

(1)急性自限性结肠炎:各种细菌感染,如痢疾杆菌、沙门氏菌、耶尔森菌、直肠弯曲菌等,急性发作时患者有发热症状,腹痛较明显。粪便培养可分离出致病菌,抗生素治疗效果良好,患者通常在4周内痊愈。

(2)阿米巴肠炎:病变主要侵犯右侧结肠,也可累及左侧结肠,结肠溃疡较深,溃疡间的黏膜多属正常,粪便检查可找到阿米巴滋养体及包囊。血清抗阿米巴抗体呈阳性,抗阿米巴治疗有效。

(3)血吸虫病:有疫水接触史,常有肝脏大,粪便检查可发现血吸虫卵,毛蚴孵化试验结果阳性。直肠镜检查在急性期可见黏膜黄褐色颗粒,经黏膜压片或组织病理检查发现血吸虫卵。

(4)克罗恩病:克罗恩病患者一般无肉眼血便,结肠X菌线检查提示病变主要在回肠末段和邻近结肠,且呈非连续性、非弥漫性分节,并有其特征性改变,与溃疡性结肠炎的鉴别一般不难。

(5)大肠癌:大肠癌多见于中老年人,经直肠指检可触到肿块,结肠镜与X线钡剂灌肠检查对鉴别诊断有价值,组织活检可确诊。

(6)肠易激综合征:肠易激综合征患者粪便可有黏液但无脓血,显微镜检查结果正常,隐血试验阴性,结肠镜检查无器质性病变证据。

(7)其他:其他感染性肠炎(如抗生素相关性肠炎、肠结核、真菌性肠炎等)、缺血性结肠炎、放射性肠炎、胶原性紫癜、胶原性结肠炎等应和本病相鉴别。

(林旭红)

第十三节 克罗恩病

一、概述

克罗恩病(Crohn's Disease,CD)又称"Crohn病",是一种病因尚不十分清楚的胃肠道慢性肉芽肿性疾病。病变多见于末段回肠和邻近结肠,但从口腔到肛门各段消化道均可受累,呈全节段性或跳跃式分布。患者多为15～30岁,但首次发作可出现在任何年龄组,男、女患病率相近。

二、实验室检查

1. 血常规 红细胞含量及血红蛋白含量降低,外周血白细胞计数轻度增高见于活动期,明显增高常提示合并感染。

2. 血沉 活动期血沉明显加快。

3. 细胞因子检测 血清C-反应蛋白、IL-6、IL-8、IL-10、IL-18含量显著升高,对疾病预后的观察有一定的价值。

4. 粪便隐血试验 粪便隐血试验常呈阳性反应。

5. 生化检查 血清白蛋白含量降低。

6. 影像学检查 小肠病变做胃肠钡剂造影检查,结肠病变做钡剂灌肠检查。此外,腹部超声、CT、MRI可显示肠壁增厚、腹腔或盆腔脓肿和包块等。

7. 结肠镜检查 全结肠及回肠末段结肠镜检查显示病变呈节段性、非对称性分布,可见阿弗他溃疡或纵行溃疡、鹅卵石样改变、肠腔狭窄或肠壁僵硬、类性息肉,病变之间黏膜外观正常。

8. 活组织检查 活组织检查对克罗恩病的诊断和鉴别诊断有重要价值。本病的典型病理改变是非干酪性肉芽肿,还可呈裂隙状溃疡,固有膜底部和黏膜下层有淋巴细胞聚集,黏膜下层增宽,淋巴管扩张及神经节炎等。

三、诊断和鉴别诊断

1. 诊断 对慢性起病、反复发作性右下腹或脐周疼痛、腹泻、体重下降,特别是伴有肠梗阻、腹部后痛、腹块、肠瘘、肛周病变、发热等表现者,临床上应考虑本病。

2. 鉴别诊断 克罗恩病须与各种肠道感染性或非感染性炎症及肠道肿瘤相鉴别。特别要注意,克罗恩病急性发作时应与阑尾炎相鉴别;克罗恩病慢性发作时应与肠结核及肠道淋巴瘤相鉴别;病变单纯累及结肠时应与溃疡性结肠炎相鉴别。

(林旭红)

第十四节　功能性消化不良

一、概述

功能性消化不良(Functional Dyspepsia,FD)是指由胃和十二指肠功能紊乱引起的症状,经检查排除可引起这些症状的器质性疾病的一组临床综合征。FD 的主要症状包括上腹痛、上腹灼热感、餐后饱胀感,可同时存在嗳气、食欲不振、恶心、呕吐等。本病在我国约占门诊消化系统疾病患者的 50%,已成为现代社会中的多发病。

二、实验室检查

1. 胃镜及活组织病理检查　胃和十二指肠仅见慢性非活动性炎症。
2. 消化道 X 线钡剂造影检查　检查结果未见明显改变。
3. B 超　检查结果未见肝、胆、胰、脾有异常改变。
4. 胃动力学检查　约 50%功能性消化不良患者存在胃动力过缓。
5. 胃腔内压力测定和胃频谱检查　检查可见胃动力学障碍的波形,对本病的诊断有一定价值。
6. 幽门螺杆菌检查　约 50%功能性消化不良患者胃液中可检出幽门螺杆菌。
7. 血清 IL-2、sIL-2R 和 IL-18 含量测定　据文献报道,功能性消化不良患者血清 IL-2 含量降低,而血清 sIL-2R、IL-18 含量升高,说明患者体内免疫机制紊乱,对本病的诊断有一定临床价值。
8. ^{99m}锝-二乙基乙酰替苯氨亚胺二醋酸(^{99m}TC-EHIDA)胃闪烁显影检查　^{99m}TC-EHIDA 能很好地显示胃排空的情况。目前认为,$T_{1/2}$=20~40min,排空正常;$T_{1/2}$>40min,排空延迟;$T_{1/2}$<20min,排空过快。虽然该项检查是一种无创诊断方法,但是符合胃肠生理过程。只是因为该项检查费用太高,所以尚不能在临床上广泛应用。

三、诊断和鉴别诊断

1. 诊断
(1)患者有上腹痛、上腹灼热感、餐后饱胀和早饱症状之一或多种症状,呈持续的或反复发作的慢性过程。
(2)排便后上述症状不能缓解。
(3)排除可解释的器质性疾病。
2. 鉴别诊断　需进行鉴别诊断的疾病:食管、胃和十二指肠的各种器质性疾病,如消化性溃疡、胃癌等,各种肝、胆、胰疾病;由全身性或其他系统引起的上消化道症状,如糖尿病、肾病、结缔组织病及精神病等;药物引起的上消化道症状,如服用非甾体类消炎药;其他功能性胃肠病和动力障碍性疾病,如食管反流病、肠易激综合征等。

(林旭红)

第十五节　脂肪肝

一、概述

脂肪肝(Fatty Liver Diseases)是由多种疾病和病因引起的一种肝实质细胞脂肪变性和脂肪堆积的临床病理综合征。近年来,随着人们生活水平的提高、饮食结构的变化以及预防措施相对滞后,脂肪肝的发病率持续上升,且发病年龄越来越小。

二、实验室检查

1.血清学检查　血清 ALT、γ－GT 含量正常或轻、中度升高(小于 5 倍正常值上限),通常以 ALT 升高为主。

2.影像学检查　B 超检查是诊断脂肪肝最为实用的手段,其诊断脂肪肝的准确率为70%～80%。CT 平扫结果显示肝脏密度普遍降低,肝/脾 CT 平扫密度比值≤1,可明确对脂肪肝的诊断。根据肝/脾 CT 平扫密度可判定脂肪肝的严重程度。

3.病理学检查　肝穿刺活组织检查是确诊脂肪肝的重要方法,对鉴别局灶性脂肪肝病与肝肿瘤以及某些少见疾病如白塞病、胆固醇脂储积病等有重要意义,也是判断预后的最敏感和特异的方法。

4.肝纤维化项目检查　根据肝纤维化项目检查结果,可帮助排除肝硬化。

5.细胞因子检测　细胞因子如 IL－2、sIL－2 的检测,可反映患者的细胞免疫状态。

三、诊断和鉴别诊断

1.诊断　根据本病的临床表现,通过实验室检查、影像学检查,排除病毒性肝炎、药物性肝病、全胃肠外营养、肝豆状核变性、Wilson 病、自身免疫性肝病等可导致脂肪性肝病的特定疾病,即可诊断。

2.鉴别诊断　本病尚需与病毒性肝炎、药物性肝炎、全胃肠外营养、肝豆状核变性等可导致脂肪性肝病的特定疾病相鉴别。

(林旭红)

第十六节　肝硬化

一、概述

肝硬化(Hepatic Cirrhosis)是各种慢性肝病发展的晚期阶段,病埋上以肝脏弥漫性纤维化、再生结节和假小叶形成为特征;临床上起病隐匿,病程发展缓慢,晚期以肝功能减退和门静脉高压为主要表现,常出现多种并发症。肝硬化发病的高峰年龄为 35～50 岁,男性多见,出现并发症时死亡率高。

二、实验室检查

1. 血常规 血常规检查结果在肝硬化初期多正常,以后可提示有轻重不等的贫血。有感染时,白细胞计数增高,但因合并脾功能亢进,需要与自身过去的白细胞计数进行比较。脾功能亢进时,患者体内白细胞、红细胞和血小板计数减少。

2. 尿常规 检查结果一般正常,有黄疸时可出现胆红素、尿胆原增加。

3. 粪常规 消化道出血时,出现肉眼可见的黑便。门脉高压性胃病可引起慢性出血,粪隐血试验阳性。

4. 肝功能试验 代偿期患者肝功能大多正常或仅有轻度的酶学异常,失代偿期发生普遍的酶学异常,且其异常程度往往与肝脏的储备功能减退程度有关。

(1)血清酶学:ALT 含量升高与肝脏炎症和坏死有关,一般为轻、中度升高;肝细胞严重坏死时,AST 含量也升高,$\gamma-GT$ 和 AKP 含量也可轻度或中度升高。

(2)蛋白质代谢:人血白蛋白含量下降,球蛋白含量升高,白蛋白/球蛋白比值倒置,血清蛋白电泳以 $\gamma-$球蛋白增加为主。

(3)凝血酶原时间:凝血酶原时间有不同程度的延长,且不能被注射维生素 K 纠正。

(4)胆红素代谢:肝储备功能明显下降时出现总胆红素及非结合性胆红素升高,仍以结合性胆红素升高为主。

(5)其他检查:Ⅲ型前胶原氨基氨基末端肽、Ⅳ型胶原、透明质酸、层黏蛋白等指标升高及升高程度可反映肝纤维化存在及其严重程度,但要注意这些指标会受肝脏炎症、坏死等因素影响。肝硬化失代偿期可见总胆固醇特别是胆固醇脂下降。肝功能定量试验包括吲哚青绿试验、利多卡因代谢试验等,可定量评估肝功能储备情况,主要用于手术风险的评估。

5. 血清免疫学检查

(1)乙型、丙型、丁型病毒性肝炎标记物有助于分析肝硬化的病因。

(2)甲胎蛋白含量明显升高提示可能合并原发性肝细胞癌,但要注意肝细胞严重坏死时甲胎蛋白含量亦可升高,但往往伴有转氨酶活性明显升高,且随转氨酶活性下降而下降。

(3)自身免疫性肝炎引起的肝硬化可检出相应的血清自身抗体。

(4)细胞因子检测。肝硬化患者血清 $IL-2$ 含量降低,$sIL-2$、$IL-6$、$IL-8$ 和 $IL-18$ 含量升高,对临床观察疗效有一定的价值。

6. 影像学检查

(1)X 线检查:食管静脉曲张时,行食管吞钡 X 线检查,显示虫蚀样或蚯蚓样充盈缺损,纵行黏膜皱裂增宽,胃底静脉曲张时胃肠钡剂可见菊花瓣样充盈缺损。

(2)腹部 B 超:B 超图像可提示肝硬化,但不能作为确诊依据,而且约 1/3 的肝硬化患者 B 超检查无异常。

(3)CT 和 MRI:CT 和 MRI 对肝硬化的诊断价值与 B 超相似,但对肝硬化合并原发性肝癌的诊断价值高于 B 超。当 B 超筛查疑似合并原发性肝癌的病例时,常需进一步做 CT 检查。诊断仍有疑问的病例,可配合 MRI 检查进行综合分析。

7. 内镜检查 内镜检查可确定有无食管胃底静脉曲张,阳性率较钡剂 X 线检查高,尚可了解静脉曲张的程度,并对其出血的风险性进行评估。食管胃底静脉曲张是诊断门静脉高压的最可靠的指标。在并发上消化道出血时,急诊胃镜检查可判明出血部位和病因,并进行止血治疗。

8.肝穿刺活组织检查 肝穿刺具有确诊价值,尤其适用于代偿期肝硬化的早期诊断、肝硬化结节与小肝癌的鉴别以及诊断有困难的其他情况。

9.腹腔镜检查 腹腔镜能直接显示肝、脾等腹腔脏器及组织的情况,方便医生在直视下取组织活检,对诊断困难者有一定价值。

10.腹水检查 肝硬化者可抽取腹水做常规检查、腺苷脱氨酶测定、细菌培养及细胞学检查。腹水培养应在床边进行,使用血培养瓶分别做需氧菌和厌氧菌培养。无合并自发性细菌性腹膜炎的肝硬化腹水为漏出液性质,血清一腹水白蛋白梯度大于 11g/L。合并自发性细菌性腹膜炎时,腹水为渗出液或中间型,白细胞增多,细菌培养结果是阳性。腹水呈血性者应高度怀疑癌变,细胞学检查有助于明确诊断。

11.门静脉压力测定 经颈静脉插管测定肝静脉楔入压与游离压之差,即肝静脉压力梯度,可反映门静脉压力。正常入门静脉压力小于 5mmHg,门静脉压力大于 10mmHg 时为门脉高压。

三、诊断和鉴别诊断

1.诊断 依据下列各类可作出临床诊断。

(1)有病毒肝炎、长期大量饮酒等导致肝硬化的有关病史。

(2)有肝功能减退和门静脉高压的临床表现。

(3)肝功能试验有白蛋白下降、血清胆红素含量升高及凝血酶原时间延长。

(4)B 超、CT、MRI 检查结果提示肝硬化。

2.鉴别诊断

(1)肝脏肿大的鉴别诊断。血液病、代谢病也可引起肝脏肿大,必要时做肝穿刺活检以鉴别。

(2)腹水的鉴别诊断。出现腹水有多种原因,如结核性腹膜炎、缩窄性心包炎、腹性肾小球肾炎等,根据病史及临床表现、腹水检查结果,诊断并不困难,必要可行腹腔镜检查。

(3)肝硬化并发症的鉴别诊断。肝硬化还需与上消化道出血所致的肝性脑病、肝肾综合症等相鉴别。

(林旭红)

第十七节 原发性肝癌

一、概述

原发性肝癌(Primary Carcinoma of the Liver)是指源自肝细胞或肝内胆管上皮细胞的恶性肿瘤。原发性肝癌的死亡率在消化系统恶性肿瘤中位居第三位,仅次于胃癌和食管癌,多见于中年男性,男女患患者数之比为(2～5)∶1。

二、实验室检查

1.肝癌标记物检测

(1)甲胎蛋白:甲胎蛋白(AFP)现已广泛用于原发性肝癌的普查、诊断、判断治疗效果及预测复发。在排除妊娠、肝炎和生殖腺胚胎瘤的基础上,血清甲胎蛋白检查诊断肝细胞癌的标准为:AFP>500μg/L,持续 4 周以上;AFP>200μg/L,持续 8 周以上;甲胎蛋白由低浓度升高并持续不降。

部分慢性病毒性肝炎和肝硬化患者血清甲胎蛋白可呈低浓度升高,但多不超过 250μg/L。ALT 含量在疾病早期升高,甲胎蛋白与 ALT 呈同步关系,一般在 1~2 个月随病情好转,ALT 浓度下降。AFP 浓度也随之下降,如 AFP 呈低浓度且持续 2 个月或更久而 ALT 正常,应特别警惕临床肝癌的存在。

(2)其他肝癌标志物:血清岩藻糖苷酶、$\gamma-GT$ 同工酶、异常凝血酶原、M_2 型丙酮酸激酶、铁蛋白、α_1-抗胰蛋白酶、AKP 同工酶等有助于甲胎蛋白阴性的原发性肝癌的诊断和鉴别诊断,但不能取代 AFP 对原发性肝癌的诊断地位。联合多种标记物可提高原发性肝癌的诊断率。AFP 异质体的检测有助于提高原发性肝癌的诊断率,且不受 AFP 浓度、肿瘤大小和病期早晚的影响。

2.影像学检查

(1)B超:这是目前肝癌的首选检查方法。B超检查对肝癌早期定位诊断有较大价值,并有助于引导肝穿刺活检。

(2)CT:CT 具有更高的分辨率,兼具定位与定性的诊断价值,且能显示病变范围、数目、大小及其与邻近器官和重要血管的关系等,是肝癌诊断的重要手段,并被列为临床疑诊肝癌患者确诊为肝癌后拟行手术治疗的常规检查。

(3)MRI:MRI 能显示横断面、冠状面和矢状面 3 种图像,为非放射性检查,能显示门静脉和肝静脉的分支,对肝血管瘤囊性病灶、结节性病灶有鉴别优势。

(4)肝血管造影:选择性肝动脉造影是肝癌诊断的重要补充手段。该项检查为有创性,适用于肝内占位性病变非侵入检查未能定性者、疑为肝癌而非侵入检查未能明确定位者、拟行肝动脉栓塞治疗者,是配合 CT 检查的新技术。数字减影血管造影设备的应用大大促进了该检查的普及。

3.肝穿刺活组织检查 超声或 CT 引导下细针穿刺行活组织检查是确诊肝癌最可靠的方法,但属侵入性检查,且偶有出血或针道转移的风险。上述非侵入性检查未能确诊者可视情况考虑应用。

三、诊断和鉴别诊断

1.诊断 有乙型、丙型病毒性肝炎病史或酒精性肝病的中年人,尤其是男性患者,有不明原因的肝区疼痛、消瘦、进行性肝脏肿大者,应考虑肝癌的可能,应做血清 AFP 测定和相关的影像学检查,必要时行肝穿刺活检,即可获得明确诊断。

2.鉴别诊断 原发性肝癌需与继发性肝癌、肝硬化、肝脓肿等疾病进行鉴别。

(1)继发性肝癌:原发于呼吸道、胃肠道、泌尿生殖道、乳房等处的癌灶常转移至肝,大多为多发性结节。临床上以原发性肝癌表现为主,血清 AFP 一般为阴性。但少数继发性肝癌很难与原发性肝癌鉴别。确诊的关键在于组织病理检查和找到原发性肝癌的证据。

(2)肝硬化:原发性肝癌常发生在肝硬化的基础上,若肝硬化病例有明显的肝大、质硬的大结节或肝萎缩变形而影像检查又发现占位性病变,则肝癌的可能性较大。应反复检测血清 ATP 或 AFP 异质体,密切随访病情,最终得出明确诊断。

（3）肝脓肿:肝脓肿患者临床表现为发热、肝区疼痛、压痛明显、肿大肝脏表面平滑而无结节,白细胞计数和中性粒细胞比例均升高,多次超声检查可发现脓肿的液性暗区,必要时在超声引导下做诊断性穿刺或药物试验性治疗以明确诊断。

（4）其他:原发性肝癌还必须与肝血管瘤、肝囊肿、肝包虫病、肝腺瘤及局灶性结节性增生进行鉴别。

（林旭红）

第十八节　肝脓肿

一、概述

肝脓肿(Hepatic Abscess)是由细菌感染或溶组织内阿米巴原虫(Ameba)所引起的肝组织内单个或多发的化脓性病变。本病是一种继发性病变,由细菌感染引起的称为"细菌性肝脓肿",常见病原菌为大肠埃希菌和葡萄球菌,链球菌和产气杆菌少见。阿米巴性肝脓肿的发病与阿米巴性结肠炎有密切关系,且脓肿较大,大多数为单发,多见于肝右叶;细菌性肝脓肿的细菌侵入途径除败血症外,还可由腹腔内感染直接蔓延或肝外伤后继发感染,胆道蛔虫亦可成为引起细菌性肝脓肿的诱因。有一些原因不明的肝脓肿称"隐源性肝脓肿",可能与肝内已存在的隐匿性病变有关。这种隐藏病变在机体抵抗力减弱时,病原菌在肝内繁殖,发生肝脓肿。

二、实验室检查

1.血常规　白细胞和中性粒细胞比例显著升高,部分中性粒细胞有中毒性颗粒,中性粒细胞趋化功能下降,红细胞计数和血红蛋白含量轻度下降。

2.细菌培养　细菌性肝脓肿在细菌培养时可呈阳性,阿米巴肝脓肿如无继发细菌感染,则血液培养呈阴性,粪便中偶可找到阿米巴包囊或滋养体。酶联免疫法测定血中阿米巴抗体结果可呈阳性,阳性率为 $85\%\sim95\%$ 。细菌性肝脓肿内可抽出黄绿色或黄白色脓液,培养可获得致病菌。阿米巴肝脓肿内可抽出巧克力色脓液。

3.影像学检查

（1）X 线检查:右侧脓肿可使右膈肌升高,肝脏阴影增大或有局限性隆起。有时出现右侧反应性胸膜炎或胸肌积液、左叶脓肿,X 线钡剂造影检查可见胃小弯受压、推移现象。

（2）CT 检查:CT 检查可见单个或多个圆形或卵圆形的界限清楚、密度不均的低密区,区内可见气泡,增强扫描脓腔密度无变化,腔型有密度不规则增高的强化,称为"环月征"或"日晕征"。

（3）B 超检查:B 超可见肝脏病变内部无回声液性暗区,脓肿壁增厚,呈强回声,内壁不光滑,病变后方回声增强。B 超检查为首选的检查方法,对诊断及确定脓肿部位有较大的价值,阳性率可达 96% 。早期脓肿液化不全时,需与肝癌鉴别。

三、诊断和鉴别诊断

1.诊断　根据临床表现,结合 B 超、CT 和实验室的相关检测指标,对本病进行诊断并不困难。

2.鉴别诊断 本病需与原发性肝癌、肝硬化、慢性肝炎等疾病进行鉴别。

（林旭红）

第十九节 慢性病毒性肝炎

一、概述

慢性病毒性肝炎（Chronic Hepatitis）是肝炎病毒引起的一组传染病，也是世界范围内的常见病和多发病。目前公认的慢性病毒性肝炎主要有5型，即甲型、乙型、丙型、丁型和戊型肝炎。

二、实验室检查

1.ALT 轻度慢性肝炎血清ALT浓度轻度或偶尔升高，又或非持续性升高。轻度、中度慢性肝炎患者血清ALT浓度含量中度至重度升高。

2.γ－GT 中度、重度慢性肝炎患者血清γ－GT浓度升高明显，反映肝细细受损和胆汁淤积情况。

3.天门冬氨酸转移酶 天门冬氨酸转移酶活性持续升高或高于谷氨酸氨基转移酶，提示病情处于活动期。

4.AKP AKP不具特异性指标，肝病患者体内AKP含量升高提示胆汁淤积或胆管增殖。重度慢性肝炎晚期患者体内AKP含量升高明显。

5.白蛋白与球蛋白 重度慢性肝炎患者体内白蛋白含量降低，球蛋白升高，严重者白蛋白与球蛋白比值倒置。

6.蛋白电泳 轻度、中度慢性肝炎患者体内γ－球蛋白含量明显升高。

7.氨基酸改变 中度、重度慢性肝炎患者血浆内总游离氨基酸含量及必需氨基酸含量增加，支链氨基酸与芳香氨基酸比值倒置。

8.乙肝病毒标志物 HBsAg阳性是乙型肝炎病毒的标志，HBsAb阳性提示人体感染过乙型肝炎病毒或接种过乙肝疫苗而产生了保护性抗体。HBeAg阳性提示病毒复制，具传染性。HBcAg阳性提示病毒感染及复制，主要见于急性、慢性乙型肝炎及其恢复期。乙肝病毒DNA阳性直接表示病毒核酸的存在。

9.细胞因子含量检测 外用血CD3含量降低、CD8含量升高，提示患者T细胞比例发生紊乱。IL－2含量降低，IL－4、IL－8、IL－12、IL－18含量升高提示患者细胞免疫抑制，细胞因子紊乱，对观察病情和判断预后有一定的临床价值。

10.肝活组织检查 肝活组织检查是鉴别轻度、中度、重度慢性肝炎准确性较高的检查手段。

11.超声检查 超声切面显像提示肝表面回声光带增强、变厚，甚至出现波浪样改变，有较密到密集光点或小光斑，分布不均匀，无明显静脉增宽，胆囊壁常增厚，重型慢性肝炎患者门静脉增宽，但不超过1.4cm。

三、诊断和鉴别诊断

1.诊断　根据临床体征、实验室相关项目检测结果及超声检查结果,本病的诊断并不困难。

2.鉴别诊断　本病需与自身免疫性肝炎、肝硬化、肝癌等疾病加以鉴别。

(林旭红)

第二十节　上消化道出血

一、概述

上消化道出血(Upper Gastrointestinal Hemorrhage)常表现为急性大量出血,是临床常见急腹症。虽然近几年上消化道出血诊断和治疗水平有所提高,但高龄、有严重伴随疾病的患者的病死率仍相当高,因此,应引起临床的高度重视。

二、实验室检查

1.血常规　少量出血时,实验室检查无大的变化;大量出血时,外周血红细胞、血红蛋白计数等均有下降。连续动态血常规检查对判断有无出血、治疗效果和预后均有帮助。血小板计数、出血时间和凝血酶原时间检测有助于诊断因凝血机制障碍所致的出血。

2.肾功能　血尿素氯、肌酐在出血后可升高,在20~48h达高峰,4日内可降至正常。再次出血后尿素氮、肌酐再次升高。如尿素氮浓度在 14.13mol/L 以上,而血肌酐浓度在 133mol/L 以下,则提示上消化道出血量已超过 1000mL。

3.其他检查　肝功能、乙肝五项(HBsAg、HRsAb、HBsAg、HBeAb、HBcAb)、血清蛋白、血清 AKP 单胺氧化酶等,有助于诊断肝脏疾病所致出血。当上消化道出血时,粪便隐血试验阳性,出血越多,则反应越强。

4.胃镜检查　胃镜检查是目前诊断上消化道出血原因的首选方法。借助胃镜,医生可在直视下顺序观察食管、胃、十二指肠球部到降段的情况,从而判断出血部位、病因和出血情况。

5.X线钡剂造影检查　X线钡剂造影检查目前多被胃镜代替,它主要适用于有胃镜检查禁忌症或不愿意进行胃镜检查者,对出血原因不明、怀疑病变在十二指肠降段以下小肠段者,有特殊诊断价值。

6.其他特殊检查　选择性腹腔动脉造影、放射性核素扫描、胶囊内镜及小肠镜检查等主要适用于不明原因的消化道出血。

三、诊断和鉴别诊断

1.诊断　依据体征、影像检查和相关实验检查结果,诊断上消化道出血并不困难。

2.鉴别诊断　如怀疑是消化性溃疡引起的上消化出血,应与肝病或血液病引起的上消化道出血相鉴别,根据病史及实验室相关检查结果即可进行鉴别。

(林旭红)

第二十一节　急性胰腺炎

急性胰腺炎(Acute Pancreatitis,AP)是多种病因导致胰酶在胰腺内被激活,引起胰腺组织自身消化、水肿、出血甚至坏死的炎症反应。临床上 AP 以急性上腹痛、恶心、呕吐、发热和血胰酶增高等为特点。胰腺病变程度轻重不等,轻者以胰腺水肿为主,临床多见,病情常呈自限性,预后良好,又称为"轻症急性胰腺炎";少数重症患者的胰腺发生出血坏死,常继发感染、胰腺炎和休克等多种并发症,病死率高,称为"重症急性胰腺炎"。

一、实验室检查

1.血常规　结果多有白细胞增多及中性粒细胞核左移现象。

2.血、尿淀粉酶测定　血清(胰)淀粉酶含量在起病后 6～12h 开始升高,48h 开始下降,持续 3～5 日,超过正常值 3 倍时可以确诊为本病。淀粉酶含量高低不一定反映病情轻重,出血坏死型胰腺炎的淀粉酶值可正常或低于正常。其他急腹症,如消化性溃疡穿孔、胆石症、胆囊炎、肠梗阻等都可有血清淀粉酶升高,但一般不超过正常值的 2 倍。尿淀粉酶升高较晚,在发病后 12～14h 开始升高,下降缓慢,持续 1～2 周,但尿淀粉酶受患者尿量的影响。胰源性腹水和胸水中的淀粉酶值亦明显升高。

3.血清脂肪酶测定　血清脂肪酶常在起病后 24～72h 开始上升,持续 7～10 天,对病后就诊较晚的急性胰腺炎患者有诊断价值,且特异性较高。

4.细胞因子含量检测　血清 CRP、IL-6、IL-8、IL-18、IL-32 含量显著升高,有助于评估与监测急性胰腺炎的严重性,对术后观察有一定的价值。

5.生化检查　暂时性血糖明显升高可能与胰岛素释放减少和胰高血糖素释放增加有关,持久的空腹血糖高于 10mmol/L 反映胰腺坏死,提示预后不良。高胆红素血症可见于少数患者,多于发病后 4～7 日恢复正常,血清 AST、LDH 含量可增加,暂时性低钙血症(<2mmol/L),常见于重症急性胰腺炎,低血钙程度与临床严重程度平行。若血钙低于 1.5mmol/L,提示预后不良。急性胰腺炎时可出现高甘油三酯血症,这种情况可能是病因或是后果,后者在急性期过后可恢复正常。

6.影像学检查

(1)腹部平片:腹部平片可排除其他急腹症,如内脏穿孔等。"哨兵袢"和"结肠切割征"是胰腺炎的间接指征。弥漫性模糊影、腰大肌边缘不清提示存在腹水,还可发现肠麻痹或麻痹性肠梗阻。

(2)腹部 B 超:腹部 B 超应作为常规初筛检查。急性胰腺炎患者 B 超检查可见胰腺肿大、腹内及胰周围回声异常。B 超可显示胆囊和胆道情况,对脓肿及假性囊肿有诊断意义。

(3)CT 显像:CT 根据胰腺组织的影像学改变进行分级,对急性胰腺炎的诊断和鉴别诊断、评估其严重程度,特别是对鉴别轻型和重型胰腺炎以及附近器官是否累及具有重要价值。

二、诊断和鉴别诊断

1.诊断　根据典型的临床表现和实验室检查,常可作出诊断。轻症患者有剧烈而持续的上腹部疼痛、恶心、呕吐、轻度发热、上腹部压痛,但无腹肌紧张,同时有血清淀粉酶或尿淀粉酶的显著升高,排除其他急腹症后,即可建立诊断。重症患者除具备上述诊断标准外,还具有局部并发症(如胰腺坏死、假性囊肿、脓肿等)和器官衰竭。治疗本病的关键是在发病后 48h 或 72h 内密切监测病情,追踪实验室检查的变化,进行综合评判。

2.鉴别诊断　急性胰腺炎需与下列疾病进行鉴别。

(1)消化性溃疡急性穿孔。消化性溃疡急性穿孔患者有较典型的溃疡病史,有腹痛突然加剧、腹肌紧张表现,肝浊音界消失,X 线透视下见膈下有游离气体。

(2)胆石症和急性胆囊炎。胆石症和急性胆囊炎患者常有胆绞痛史,疼痛位于右上腹,常放射到右肩部,Murphy 征呈阳性,血、尿淀粉酶含量轻度升高。B 超及 X 线胆道造影检查结果有助于明确诊断。

(3)急性肠梗阻。急性肠梗阻患者的腹痛为阵发性,有腹胀、呕吐、肠鸣音亢进,查体可闻及气过水声等,X 线检查可见液气平面。

(4)心肌梗死。心肌梗死患者有冠心病史,常突然发病,有时疼痛限于上腹部,心电图显示心肌梗死图像,血清心肌酶升高,血、尿淀粉酶正常。

(林旭红)

第二十二节　慢性胰腺炎

一、概述

慢性胰腺炎(Chronic Pancreatitis)是指由于各种不同原因所致的胰腺局部、节段性或弥漫性的慢性进展性炎症,造成胰腺组织或胰腺功能不可逆的损害。临床表现为反复发作性或持续性腹痛、腹泻或脂肪泻、消瘦、黄疸、腹部包块和糖尿病相关表现等。本病多见于中年男性,以 30～60 岁为主,平均年龄为 46.6 岁,男女患患者数之比为 2.6∶1。

二、实验室检查

1.胰腺外分泌功能试验

(1)直接刺激试验:胰泌素可刺激胰腺腺泡分泌胰液和碳酸氢钠。静脉注射胰泌素 1U/kg,其后收集十二指肠内容物,测定胰液分泌量及碳酸氢钠浓度。慢性胰腺炎患者 80min 内胰液分泌量<2mL/kg(正常值>2mL/kg),碳酸氢钠浓度<90mmol/L(正常值>90mmol/L)。

(2)间接刺激试验

①Lumdh 试验。标准餐后十二指肠液中胰蛋白浓度<61U/L,为胰功能不全。

②胰功肽试验(粪弹力蛋白酶)。由于弹力蛋白酶在肠道中不被破坏,其粪便中的浓度高于在胰液中的浓度,采用酶联免疫法进行检测,当粪便中弹力蛋白酶<200μg/g 时为异常,与以往的尿 BT－PABA 法相比,该法不受尿量、服药、腹泻以及肾功能不全等因素的影响。

2.吸收功能试验

(1)粪便(72h)脂肪检查:慢性胰腺炎患者因胰酶分泌不足,粪便中脂肪、肌红维和氮含量增高。给予 80g 脂肪食物后,正常人 72h 粪便的脂肪排泄量平均应<6g/d。

(2)维生素 B_{12} 吸收试验:58℃条件下维生素 B_{12} 吸收试验结果显示异常时,若口服碳酸氢钠和胰酶片后异常可被纠正,提示维生素 B_{12} 的吸收障碍与胰腺分泌不足有关。

(3)淀粉酶测定:慢性胰腺炎急性发作时,血、尿淀粉酶含量一过性增高。严重的胰腺外分泌功能不全时,血清胰淀粉酶同工酶含量大多降低。

3.胰腺内分泌测定

(1)血清缩胆囊素(CCK):正常为 $30\sim300pg/mL$,慢性胰腺炎患者可达到 $8000pg/mL$,这与胰液分泌减少对 CCK 的反馈抑制作用减弱有关。

(2)血浆胰多肽:胰多肽主要由胰腺 PP 细胞分泌,空腹血浆胰多肽浓度为 $8\sim313pmol/L$。餐后血浆中胰多肽浓度迅速增高,而慢性胰腺炎患者血浆胰多肽浓度明显下降。

(3)空腹血浆胰岛素水平:空腹血浆胰岛素水平大多正常。口服葡萄糖、甲苯磺丁脲(D860)或注射胰高糖素后,血浆胰岛素不上升者,其胰腺内胰岛素储备量减少。

4.影像学检查

(1)X 线腹部平片:观察位于第 $1\sim3$ 腰椎左侧的胰腺区若有钙化或结石,对诊断有意义。

(2)B 超和 CT 检查:B 超和 CT 检查可见胰腺增大或缩小、边缘不清、密度异常、钙化斑或结石、囊肿等改变。

(3)经十二指肠镜逆行胰胆管造影(ERCP):ERCP 对诊断慢性胰腺炎有重要价值,可显示主胰管口径增大而不规则,可呈串珠状;胰管扭曲变形,可有不规则狭窄或胰管中断;胰管小分支有囊性扩张,并可显示胆管系统病变。

(4)磁共振胰胆管成像(MRCP):MRCP 是无创性、不需造影剂即可显示胰胆系统的检查手段。在显示主胰管病变方面,MRCP 的效果与 ERCP 相同。对于胰腺实质性病变的检出率,ERCP 优于 ERCP,但诊断标准仍需完善。

(5)超声内镜:超声内镜也是无创性、不需造影剂即可显示胰胆系统的检查手段。

(6)经超声/超声内镜引导或手术检查做细针穿刺活检,或经 ERCP 收集胰管分泌液做细胞学染色检查。活检对慢性胰腺炎和胰腺癌的鉴别有十分重要的价值。

三、诊断和鉴别诊断

1.诊断　慢性胰腺炎的诊断标准如下:

(1)有明显的胰腺炎组织学表现。

(2)有明确的胰腺钙化。

(3)有典型慢性胰腺炎症状、体征,有明显胰腺外分泌障碍。

(4)有典型的慢性胰腺炎的影像学特征。

2.鉴别诊断　本病需与胰腺癌和其他疾病引起的腹痛相鉴别。

(林旭红)

第二十三节　胰腺癌

一、概述

胰腺癌(Carcinoma of Pancreaes)主要是指胰外分泌腺的恶性肿瘤,目前在世界范围内均有增加趋势。胰腺癌发病的高峰年龄为 $40\sim60$ 岁,30 岁以前少见,男女患患者数之比约为 2

：1。该病恶性程度高,发展较快,预后较差。

二、实验室检查

1.血、尿、类便检查　发生黄疸时患者血清胆红素升高,以结合性胆红素为主。血清 AKP、GGT、LDH、亮氨酸氨基肽酶、乳铁蛋白、血清核糖核酸、5′—核苷酸酶等含量可增高。胰管梗阻或并发胰腺炎时,血清淀粉酶和脂肪酶含量可升高。患者糖耐量异常,也可有高血糖和糖尿。发生重度黄疸时患者尿胆红素检查呈阳性,尿胆原检查结果呈阴性。粪便可呈灰白色,粪胆原减少或消失,有吸收不良时粪中可见脂肪滴。胰腺癌患者十二指肠引流液的淀粉酶值和碳酸氢盐浓度均显著降低。

2.肿瘤标志物检测　肿瘤标志物检测可帮助筛选出无症状的早期患者。关于胰腺癌的肿瘤标记物的研究,近期已有较大的进展,但目前尚无一种理想的筛选早期胰腺癌的肿瘤标记物。目前认为,CA—199 对胰腺癌的诊断有较高的临床价值。多数学者认为,联合检测 CEA、HCY、CA—724、IL—8 含量,可提高对胰腺癌早期诊断的特异性和准确性。突变 K—ras 基因检测为胰腺癌的诊断提供了新的辅助检查手段,其临床应用价值尚需进一步的研究与探讨。

3.影像学检查

(1)B超:B超是首选筛查方法。B超对晚期胰腺癌的诊断阳性率可达 90%,可显示大于 2cm 的胰腺肿瘤,显示胰腺局限性增大、边缘回声不整齐,典型病变边缘呈火焰状,回声光点减弱、增加或不均匀,声影衰减明显,胰管不规则狭窄、扩张或中断,胆囊肿大,侵及周围大血管时出现血管边缘粗糙及被肿瘤压迫等现象。

(2)X线钡剂造影检查:X线钡剂造影检查可间接反映癌的位置、大小及胃肠受压情况,胰头癌可见十二指肠曲扩大或十二指肠降段内侧呈反"3"形等征象,如用特定造影剂则观察效果更好。

(3)经十二指肠镜逆行胰胆管造影(ERCP):ERCP 能直接显示十二指肠壁和壶腹有无癌肿浸润情况。插管造影主要显示:胰胆管受压及主胰管充盈缺损、移位、瘤腔形成、胰管阻塞、突然变细或中断、断端变钝或呈鼠尾状、杯口状、狭窄处管壁僵硬。ERCP 诊断胰腺疫的准确率可达 90%。直接收集胰液做细胞学检查及钳取壶腹部组织进行病理检查,可提高诊断率,必要时可放置胆道内支架,以引流减轻黄疸,为手术做准备。少数病例在 ERCP 检查后可发生注射性急性胰腺炎和胆管内感染。

(4)磁共振胰胆管成像(MRCP):MRCP 是无创性、不需造影剂即可显示胰胆系统的检查手段,显示主胰管与胆总管病变的效果基本与 ERCP 相同。其缺点是无法了解壶腹病变情况,亦不能显示胆道内支架或引流减轻黄疸,为手术做准备。

(5)经皮肝穿刺胆道造影(PTC):ERCP 插管失败或胆总管下段梗阻不能插管时,可以通过 PTC 显示胆管系统。胰头癌累及胆总管,引起胆总管梗阻、扩张或阻塞,梗阻处可见偏心性压迫性狭窄。还常见胆总管的回管性浸润,造成对称性胆总管狭窄或不规则性胰管,PTC 还用于手术前插管引流,减轻黄疸。

(6)CT:CT 可显示大于 2cm 的肿瘤,可显示胰腺形态变异,局限性肿大,胰周脂肪消失,胰管扩张或狭窄,大血管受压,淋巴结转移或肝转移肿瘤等,诊断准确率可达 80% 以上。

(7)选择性动脉造影:经腹腔动脉做肠系膜上动脉、肝动脉、脾动脉选择性动脉造影,对显示胰体、胰尾癌可能比 B 超和 CT 更有效。选择性动腺造影可显示胰腺肿块和血管推压移位征象,对于小胰癌(<2cm)诊断的准确率可达 88%,有助于判断病变范围和手术切除的可能性。

(8)超声内镜检查:超声内镜在胃内检查,可见胃后壁外有局限性低回声区,边缘凹凸不平,内部回声不均匀;超声腹腔镜的探头可置于肝左叶与胃小弯处或直接通过小网膜置于胰腺表面探查,结合腹腔镜在网膜腔内直接观察胰腺或胰腺的间接征象,并行穿刺活检,胰腺癌检出率近 100%。

三、诊断与鉴别诊断

1. 诊断 本病的早期诊断较为困难,晚期患者可出现明显的食欲减退、上腹痛、进行性消瘦和黄疸,上腹可扪及肿块,影像学检查结果提示胰腺有占位时,诊断胰腺癌并不困难,但此时属于晚期,绝大多数患者已丧失手术时机。因此,40 岁以上出现以下症状者应予以重视。

(1)持续性上腹不适,进餐后加重伴食欲不振。

(2)不能解释的进行性消瘦。

(3)不能解释的糖尿病或糖尿病突然加重。

(4)有多发性深静脉血栓或游走性静脉炎。

(5)有胰腺癌家族史,大量吸烟、慢性胰腺炎患者应密切随访。

2. 鉴别诊断 本病应与慢性胰腺炎、壶腹癌、胆总管癌、肝癌等相鉴别,一般不十分困难。

(林旭红)

第二十四节 自身免疫性肝炎

一、概述

自身免疫性肝炎(Autoimmune Hepatitis,AIH)是一种原因不明的肝脏慢性炎症,有高免疫球蛋白血症、循环自身抗体和组织学上有界面性肝炎及汇管区浆细胞浸润的特征。此病多见于男性,男女比例为 4:1,任何年龄都可发病,常同时合并肝外自身免疫性疾病,免疫抑制剂治疗有效。

二、实验室检查

1. 肝功能检查 在发病之初,基本上所有的患者都有 ALT 含量升高,且与肝坏死程度相关,但如果数值达几千,则提示急性肝炎或其他疾病。胆红素和 AKP 含量多数轻到中度升高。AKP 含量急剧升高常提示可能并发 PBC 或肝癌。

2. 免疫学检查 AIH 患者血清 γ—珠蛋白和 IgG 含量升高,可反映患者对治疗的反应。自身抗体动态变化有助于评价病情、临床分析及指导治疗,包括抗核抗体(ANA)、抗平滑肌抗体(SMA)、抗肝肾微粒体抗体(LKMI)、抗 I 型肝细胞溶质抗原抗体(LCI)、抗可溶性肝抗原抗体(anti—SLAP)/抗肝胰抗体(anti—Lp)、抗唾液酸糖蛋白受体抗体(ASGPR)、抗中性粒细胞胞浆抗体(pANCA)等。

3. 组织学检查胞浆 肝活检组织学检查有助于明确诊断,应与其他疾病相鉴别。

4.细胞因子检测　血清 IL－2 含量降低,IL－18、IFN－γ 含量升高,有助于疾病的诊断。

三、诊断和鉴别诊断

1.诊断　根据临床表现、实验室检查和肝穿刺活检的结果可诊断 AIH,诊断并不困难。

2.鉴别诊断　本病需与慢性病毒性肝炎、酒精、药物和化学物质引起的肝损伤进行鉴别。

(林旭红)

第二章　作用于消化系统的药物

第一节　助消化药

一、胃蛋白酶 Pepsin

（一）其他名称

百布圣、蛋白酵素、胃酶、胃液素、酸腈酶、胃蛋白酵素。

（二）药理作用

本品为一种蛋白水解酶，能在胃酸参与下使凝固的蛋白质分解成䏧、胨和少量多肽。

（三）适应证

用于胃蛋白酶缺乏或消化机能减退引起的消化不良症。

（四）用法用量

口服，一次 240～480U，一日 3 次。

（五）不良反应

未见不良反应。

（六）禁忌

对本品过敏者禁用。

（七）注意事项

本品应在餐前服用。

（八）药物相互作用

1.不宜与抗酸药同服。

2.在碱性环境中活性降低。

3.本品与铝制剂相拮抗，不宜合用。

（九）规格

片剂：120U；240U。颗粒剂：480U。

二、胰酶 Pancreatin

（一）其他名称

胰酵素、胰腺酶、胰液素、消得良、胰酶素。

（二）药理作用

本品为助消化药。胰蛋白酶能使蛋白转化为蛋白胨，胰淀粉酶使淀粉转化为糊精与糖，胰脂肪酶则使脂肪分解为甘油和脂肪酸。本品在中性或弱碱性条件下活性较强，在肠液中可消化淀粉、蛋白质及脂肪，从而起到促进消化和增进食欲的作用。

（三）适应证

用于各种原因引起的胰腺外分泌功能不足的替代治疗，以缓解消化不良或食欲减退等症状。

（四）用法用量

口服给药。成人一次 0.3～1g，一日 3 次，餐前服用。5 岁以上的儿童一次 0.3g，一日 3 次。

（五）不良反应

1.本品可引起颊部及肛周疼痛、消化道的任何部位出血、过敏或刺激引起呼吸道症状（如喷嚏、流泪、皮疹、鼻炎甚至哮喘）。

2.囊性纤维化的患者应用本品治疗时，可见尿中尿酸增多，且与剂量相关。

3.偶见腹泻、便秘、胃不适感、恶心及皮疹。

（六）禁忌

1.对本药过敏者。

2.急性胰腺炎早期患者。

（七）注意事项

1.胰酶有微臭但无腐败臭气，煮沸或遇酸即失去活力。

2.本品口服常用肠溶制剂，以避免被酸灭活，但肠衣可能会影响胰酶在十二指肠和空肠上段的生物利用度。

3.服用时不可嚼碎，以免药粉残留于口腔内，导致严重的口腔溃疡。

4.胰腺外分泌功能测定前应至少停用本品 3d。

5.孕妇及哺乳期妇女慎用。

（八）药物相互作用

1.与等量碳酸氢钠同服可增强疗效。

2.西咪替丁能抑制胃酸分泌，增加胃和十二指肠内的 pH 值，故能防止胰酶失活，增强口服胰酶的疗效。因为所有的 H_2 受体拮抗药均可降低胃内酸度，故推测雷尼替丁、法莫替丁、尼扎替丁等与胰酶也存在此相互作用。合用时可能需要减少胰酶剂量。

3.本品在酸性溶液中活性减弱，甚至被分解灭活，故忌与酸性药物同服。

4.本品与阿卡波糖或米格列醇合用时，后者的药效降低，故应避免同时使用。

5.胰酶可干扰叶酸的吸收，故服用胰酶的患者可能需要补充叶酸。

（九）规格

肠溶片：0.3g；0.5g。胶囊剂：0.15g。

（王艳梅）

第二节　促胃肠动力药

一、甲氧氯普胺 Metoclopramide

（一）其他名称

灭吐灵、灭吐宁、胃复安、呕感平、扑息吐。

（二）药理作用

本品为多巴胺受体阻断药，其结构类似普鲁卡因胺，但无麻醉和心脏作用，具有较强的中枢性镇吐和胃肠道兴奋作用。本品主要通过抑制中枢催吐化学感受区（CTZ）中的多巴胺受体而提高 CTZ 的阈值,从而呈现较强的中枢性镇吐作用。同时,本品可抑制胃平滑肌松弛,使胃肠平滑肌对胆碱能的反应增加,胃排空加快,增加胃窦部时相活性。同时促使上段小肠松弛,因而促使胃窦、胃体与上段小肠间的功能协调。食管反流减少则由于本品使下食管括约肌静止压升高,食管蠕动收缩幅度增加,因而使食管内容物廓清能力增强所致。此外,本品尚有刺激催乳素释放的作用。

(三)适应证

1.用于多种原因(如胃肠疾患、放化疗、手术、颅脑损伤、海空作业以及药物等)所致恶心、呕吐、嗳气、消化不良、胃部胀满、胃酸过多等症状的对症治疗。

2.用于胃食管反流性疾病(如反流性食管炎、胆汁反流性胃炎、功能性胃滞留、胃下垂等)。

3.用于残胃排空延迟症、迷走神经切除后胃排空延缓。

4.用于糖尿病性胃轻瘫、尿毒症以及硬皮病等胶原疾患所致的胃排空障碍。

5.用于幽门梗阻及对常规治疗无效的十二指肠溃疡。

6.可用于胆道疾病和慢性胰腺炎的辅助治疗。

7.用于十二指肠插管、胃肠钡剂 X 线检查。

8.可试用于乳量严重不足的产妇。

(四)用法用量

1.成人

(1)口服:①一般性治疗:一次 5～10mg,一日 3 次,餐前 30min 服用。②糖尿病性胃排空功能障碍:于症状出现前 30min 服 10mg;或一次 5～10mg,一日 4 次,于三餐前及睡前服用。

(2)肌肉注射:用于不能口服或急性呕吐者,一次 10～20mg。

(3)静脉滴注:同肌肉注射。

严重肾功能不全患者剂量至少需减少 60%,因为这类患者容易出现锥体外系症状。

2.儿童

(1)口服:5～14 岁一次 2.5～5mg,一日 3 次,餐前 30min 服用。

(2)肌肉注射:6 岁以下,一次 0.1mg/kg,6～14 岁,一次 2.5～5mg。

(3)静脉注射:同肌肉注射。

(五)不良反应

1.较常见的不良反应　昏睡、烦躁不安、疲乏无力。

2.少见的反应　乳腺肿痛、恶心、便秘、皮疹、腹泻、睡眠障碍、眩晕、严重口渴、头痛、容易激动。

3.大剂量长期应用可能因阻断多巴胺受体,使胆碱能受体相对亢进而导致锥体外系反应(特别是年轻人),可出现肌震颤、发音困难、共济失调等。

(六)禁忌

1.对普鲁卡因或普鲁卡因胺过敏者。

2.癫痫患者(因癫痫发作的频率与严重性均可因用药而增加)。

3.胃肠道出血、机械性肠梗阻或穿孔患者(本品可使胃肠道的动力增加,病情加重)。

4.嗜铬细胞瘤患者(可因用药出现高血压危象)。

5.因行化疗或放疗而致呕吐的乳腺癌患者。

6.有抗精神病药致迟发性运动功能障碍患者:

7.孕妇。

(七)注意事项

1.本品对晕动病所致呕吐无效。

2.用于十二指肠插管、胃肠钡剂 X 线检查时,本品可减轻检查时的恶心、呕吐反应,促进钡剂通过,并有助于顺利插管。可增加食管括约肌压力,从而减少全身麻醉时胃肠道反流所致吸入性肺炎的发生率。

3.本品具有中枢镇静作用,并能促进胃排空,故对胃溃疡胃窦潴留者或十二指肠球部溃疡合并胃窦部炎症者有益。但对一般消化性溃疡的治疗效果不明显,不宜用于一般的十二指肠溃疡。

4.用药期间可出现乳汁增多,这是由于催乳素的刺激所致。

5.静脉注射本品时速度须慢,于 1～2min 注完,快速给药可出现躁动不安,随即进入昏睡状态。

6.本品遇光变成黄色或黄棕色后,毒性可增高。

7.由于其可释放儿茶酚胺,正在使用单胺氧化酶抑制药的原发性高血压患者,使用时应注意监控。

8.无论成人还是儿童,本品的一日剂量不宜超过 0.5mg/kg,否则易引起锥体外系反应。

9.以下情况应慎用　①肝功能衰竭者。②肾衰患者(因重症慢性肾衰竭使本品发生锥体外系反应的危险性增加)。

(八)药物相互作用

1.与对乙酰氨基酚、左旋多巴、锂化物、四环素、氨苄西林、乙醇和安定等同用时,胃排空增快,使后者在小肠内吸收增加。

2.与乙醇或中枢抑制药等同时并用,镇静作用均增强。

3.与抗胆碱能药物和麻醉止痛药物合用有拮抗作用。

4.与抗毒蕈碱麻醉性镇静药并用,甲氧氯普胺对胃肠道的能动性效能可被抵消。

5.与扑热息痛、四环素、左旋多巴、乙醇、环孢素合用时,可增加其在小肠内的吸收。

6.与阿扑吗啡并用,后者的中枢性与周围性效应均可被抑制。

7.与西咪替丁、慢溶剂型地高辛同用,后者的胃肠道吸收减少,如间隔 2h 服用可以减少这种影响。本品还可增加地高辛的胆汁排出,从而改变其血药浓度。

8.与能导致锥体外系反应的药物,如吩噻嗪类药等合用,锥体外系反应发生率与严重性均可有所增加。

(九)规格

片剂:5mg;10mg;20mg。注射剂:1mL:10mg;1mL:20mg。

二、多潘立酮 Domperidone

(一)其他名称

吗丁啉、哌双咪酮、吗西咛、岛姆吡唑、咪哌酮、胃得灵、路得啉、丙哌双苯醚酮、丙哌双酮。

(二)药理作用

本品为外周多巴胺受体阻滞剂,直接作用于胃肠壁,可增加食道下部括约肌张力,防止胃食道反流,增强胃蠕动,促进胃排空,协调胃与十二指肠运动,抑制恶心、呕吐,并能有效地防止胆汁反流,不影响胃液分泌。

本品不易透过血脑屏障。动物实验结果表明,多潘立酮在脑内的浓度很低,同时显示出多潘立酮对外周多巴胺受体有极强的作用。在使用者(尤其成人)中罕见椎体外系反应,但多潘立酮会促进脑垂体催乳素的释放。

(三)适应证

1.由胃排空延缓、胃食管反流、慢性胃炎、食管炎引起的消化不良症状(如上腹部胀闷感、腹胀、上腹疼痛、嗳气、肠胃胀气、恶心、呕吐、口中带有或不带有反流胃内容物的胃烧灼感等)。

2.各种原因引起的恶心、呕吐:①外科、妇科手术后的恶心、呕吐。②抗帕金森综合征药物(如苯海索、莨菪碱等)引起的胃肠道症状及多巴胺受体激动药(如左旋多巴、溴隐亭)所致的不良反应。③细胞毒性药物(如抗癌药)引起的呕吐。但对氮芥等强效致吐药引起的呕吐,只在不太严重时有效。④消化系统疾病(如胃炎、肝炎、胰腺炎等)引起的呕吐。⑤其他疾病(如偏头痛、痛经、颅脑外伤、尿毒症等)、检查(如胃镜检查)和治疗措施(如血液透析、放射治疗)引起的恶心、呕吐。⑥儿童因各种原因(如感染等)引起的急性和持续性呕吐。

(四)用法用量

1.成人

(1)口服给药:一次 10mg(片剂、滴剂或混悬液),一日 2～3 次,餐前 15～30min 服用。临床也有下列用法:①胃动力低下和消化不良,一次 10mg,一日 3～4 次。②呕吐及其他药物所致的胃肠道反应,一次 20mg,一日 3～4 次。

(2)直肠给药:一次 60mg,一日 2～4 次。

2.儿童

(1)口服给药:①片剂:一次 0.3mg/kg,一日 3～4 次,餐前 15～30min 服用。②混悬液:用法用量如下:

儿童口服混悬液用法用量表

年龄(岁)	体重(kg)	每次用量(mg)	每日次数
1～3	10～14	3	2～3
4～6	16～20	5	2～3
7～9	22～26	6	2～3
10～12	28～32	8	2～3

③滴剂:用法用量如下:

儿童口服滴剂用法用量表

年龄(岁)	体重(kg)	每次用量(mg)	每日次数
1～3	10～15	3～4	一日 3 次,餐前 15～30min 服用
4～6	16～21	5～6	
7～9	22～27	7～8	
10～12	28～32	9～10	

(2)直肠给药:2 岁以下儿童,一次 10mg,一日 2～4 次;2 岁以上儿童,一次 30mg,一日 2

～4次。

（五）不良反应

1.中枢神经系统　偶见头痛、头晕、嗜睡、倦怠、神经过敏等。在常用剂量时本品极少出现中枢神经系统症状,罕见出现张力障碍性反应的报道。

2.代谢与内分泌系统　临床上如使用较大剂量可引起非哺乳期泌乳,并在一些更年期后的妇女及男性患者中出现乳房胀痛的现象,也有致月经失调的报道。

3.消化系统　偶见口干、便秘、腹泻、短时的腹部痉挛性疼痛等。

4.心血管系统　可能导致QT间期延长和扭转型室性心动过速。

5.皮肤　偶见一过性皮疹或瘙痒。

（六）禁忌

1.对本品过敏者禁用。

2.胃肠道出血患者禁用。

3.乳腺癌患者禁用。

4.机械性肠梗阻患者禁用。

5.嗜铬细胞瘤患者禁用。

6.孕妇禁用。

（七）注意事项

1.本品不宜用作预防手术后呕吐的常规用药。

2.慢性消化不良者,以口服本品为佳。用于对抗急性或亚急性症状时,可用本品栓剂。儿童患者口服给药时,建议使用本品混悬液。

3.儿童使用未稀释的本品注射液时,可导致注射部位疼痛,应予生理盐水稀释后注射。

（八）药物相互作用

1.本品主要经CYP3A4酶代谢。体内试验的资料表明,与显著抑制CYP3A4酶的药物(如唑类抗真菌药物、大环内酯类抗生素、HIV蛋白酶抑制药、奈法唑酮、选择性5－羟色胺再摄取抑制药)合用,会导致本品的血药浓度升高及QT间期轻度延长。

2.与甘露醇合用,有协同作用,可提高疗效。

3.本品可增加对乙酰氨基酚、氨苄西林、左旋多巴、四环素等药物的吸收速度。对服用对乙酰氨基酚的患者,本品不影响其血药浓度。

4.与多种引起QT间期延长的药物合用,可增加发生扭转型室性心动过速的风险。

5.胃肠解痉药(如痛痉平、溴丙胺太林、颠茄片、山莨菪碱、阿托品等抗胆碱药)与本品合用时,可发生药理拮抗作用,减弱本品作用,故两者不宜联用。

6.与H_2受体拮抗药(如西咪替丁、雷尼替丁、法莫替丁、尼扎替丁等)合用,可能由于H_2受体拮抗药改变了胃内pH值,从而可减少本品在胃肠道的吸收,两者亦不宜合用。

7.维生素B_6可抑制催乳素分泌,减轻本品泌乳反应。

8.制酸药会降低本品的口服生物利用度,不宜合用。

9.由于本品具有胃动力作用,因此理论上会影响合并使用的口服药品的吸收,尤其是缓释或肠衣制剂。

10.含铝盐、铋盐的药物(如硫糖铝、胶体枸橼酸铋钾、复方碳酸铋、乐得胃等),口服后能与胃黏膜蛋白结合形成络合物,保护胃壁,而本品能增强胃蠕动,促进胃排空,缩短上述药物在胃内的作用时间,降低这些药物的疗效。

11.与氨茶碱合用时,氨茶碱血药浓度第一峰出现提前约 2h,第二峰出现却延后 2h,氨茶碱的血药浓度峰值下降,维持有效血药浓度的时间却延长,类似缓释作用。两药联用时需调整氨茶碱的剂量和服药间隔时间。

12.助消化药(如胃酶合剂、多酶片等消化酶类制剂)在胃内酸性环境中作用较强,由于本品加速胃排空,使助消化药迅速到达肠腔的碱性环境中而减低疗效,故两者不宜联用。

13.本品可使胃膜素在胃内停留时间缩短,难以形成保护膜,故两者不宜联用。

14.本品可减少多巴胺受体激动剂(如溴隐亭、左旋多巴)的外周不良反应,如消化道症状、恶心及呕吐,但不影响其中枢作用。

15.本品可使普鲁卡因、链霉素的疗效降低,两者不宜合用。

16.本品可减少地高辛的吸收。

17.锂剂和地西泮类药与本品合用时,可引起锥体外系症状(如运动障碍等)。

18.甲氧氯普胺也为多巴胺受体拮抗药,与本品作用基本相似,两者不宜合用。

(九)规格

片剂:分散片:10mg。栓剂:10mg;30mg;60mg。滴剂:1mL:10mg。混悬液:1mL:1mg。

三、西沙必利 Cisapride

(一)其他名称

优尼比利、西沙普雷特、优尼必利、西沙比利、普瑞博斯、西沙比得。

(二)药理作用

本品为全胃肠促动力药。可加强并协调胃肠运动,防止食物滞留与反流。其作用机制主要为通过选择性促进肠肌间神经丛节后神经乙酰胆碱释放,从而增强胃肠运动。动物实验证实,本品能加速胃蠕动,增强胃窦—十二指肠的消化活性,协调胃窦—十二指肠、小肠和大肠的运动,缩短肠运动时间。在人体,本品能增强食管蠕动,增加食管下端括约肌的张力,防止胃内容物反流入食管并改善食管的清除率;能加强胃和十二指肠的收缩,改善胃窦—十二指肠的协调功能,防止十二指肠—胃反流,促进胃和十二指肠的排空;能促进小肠和大肠蠕动。

本品不影响胃肠黏膜下神经丛,因此不改变胃肠黏膜的分泌。同时由于本品不抑制乙酰胆碱酯酶的活性,也无多巴胺受体阻断作用,因此不增加胃酸分泌,也不影响血浆催乳素的水平,基本上无中枢抑制作用。

(三)适应证

1.主要用于功能性消化不良,缓解上腹饱胀、早饱、恶心、呕吐、嗳气、上腹灼痛等症状。对采取体位和饮食措施仍不能控制的幼儿慢性、过多性反胃及呕吐也可试用本品治疗。

2.用于胃食管反流性疾病,包括食管炎的治疗及维持。

3.用于由神经损伤、迷走神经切断术、部分胃切除术引起的胃轻瘫。

4.可恢复结肠的推进性运动,用于慢性便秘的长期治疗。

5.可用于与运动功能失调有关的假性肠梗阻导致的推进性蠕动不足和胃肠内容物滞留。

(四)用法用量

1.成人

(1)口服给药:根据病情的程度,一日总量为 15～40mg,分 2～4 次给药。①一般病情:一次 5mg(剂量可加倍),一日 3 次。②病情严重者(如胃轻瘫、食管炎、顽固性便秘):一次 10mg,一日 3~4 次,于三餐前及睡前服用,或一次 20mg,一日 2 次,于早餐前及睡前服用。③食管炎的维持治疗:一次 10mg,一日 2 次,早餐前和睡前服用,或一次 20mg,一日 1 次,睡前服用。病情严重者剂量可加倍。④上消化道功能紊乱的治疗:于餐前至少 15 分钟及睡前与饮料同时服用。⑤便秘的治疗:一日总量宜分为 2 次服用,个体差异较大(如用药剂量、一日服用次数、疗程、是否需要维持治疗等)。常于治疗 1 周内可改善症状,但对严重便秘者要达到理想的疗效,疗程可能需 2~3 个月。

肝肾功能不全者初始剂量可减半,以后可根据临床反应及时调整剂量。老年人应酌情减少用量。

2.儿童　口服给药,体重为 25~50kg 的儿童,一次最大剂量为 5mg,一日 4 次。体重不足 25kg 的儿童,一次 0.2mg/kg,一日 3~4 次,宜使用混悬液。

(五)不良反应

1.少数患者可发生瞬时性腹部痉挛、腹鸣和腹泻,减量可消失。

2.偶有过敏反应(如红疹、荨麻疹、瘙痒、支气管痉挛)、轻度短暂的头痛或头晕、与剂量相关的尿频的报道。

3.罕见　①有极少心律失常(包括室性心动过速、室颤、尖端扭转型室性心动过速、QT 间期延长)的报道,多数患者常同时服用其他药物(包括 CYP3A4 酶抑制药),或已患有心脏病,或已有心律失常的危险因素存在。②罕见可逆性肝功能异常(可能伴有胆汁淤积)的报道。③也有男子乳腺发育和乳溢的报道(与本品的关系尚不明确)。个别报道,本品可影响中枢神经系统,导致癫痫、锥体外系反应等。

(六)禁忌

1.对本药过敏者。

2.心动过缓者。

3.QT 间期延长(包括先天性 QT 间期延长)或有先天性 QT 间期延长综合征家族史的患者。

4.肺、肝、肾功能不全者。

5.婴幼儿。

(七)注意事项

1.对体位和饮食措施仍不能控制溢乳(反胃)、呕吐的幼儿可服用本品混悬液。

2.需确定与本品相关的药物的剂量时,宜监测这些药物的血药浓度。

3.用药期间如出现晕厥、心率加快或心律不齐,或心电图 QT 间期超过 0.45s,应立即停用本品。

4.用药后如出现腹部痉挛,可将剂量减半。

5.以下情况应慎用　①胃肠道功能增加可引起危险的患者。②有猝死家族史者。

6.FDA 对本药的妊娠安全性分级为 C 级。

(八)药物相互作用

1.与可使 QT 间期延长的药物如Ⅰa 类抗心律失常药(如奎尼丁、丙吡胺、普鲁卡因胺)、1H 类抗心律失常药(如胺碘酮、索他洛尔)、三环类抗抑郁药(如阿米替林)、四环类抗抑郁药(如马普替林)、抗精神病药(如吩噻嗪、匹莫齐特)、抗组胺药(如阿司咪唑、特非那定)、苄普地尔、卤泛群合用,可增加心脏毒性,故本品禁止与这些药物联用。

2. 抑制 CYP3A4 酶的药物如奈法唑酮、唑类抗真菌药(如酮康唑、伊曲康唑、咪康唑、氟康唑)、大环内酯类抗生素(如红霉素、克拉霉素、醋竹桃霉素)、蛋白酶抑制药(如茚地那韦、利托那韦、安普那韦)可抑制本品的代谢,升高血药浓度,从而引起心脏毒性(如 QT 间期延长、尖端扭转型室性心动过速、室颤、心脏停搏等),故接受本品治疗期间,应禁止服用这些药物。

3. 西咪替丁可使本品血药浓度升高,但无临床意义。

4. 与溴哌利多、氟哌啶醇合用时,可促进后者的吸收,抑制其代谢,使精神症状加重。

5. 与环孢素合用,可增加后者的吸收率,增强其毒性(如肾功能障碍、胆汁淤积等)。

6. 本品可加速中枢神经抑制药(如巴比妥类药物)的吸收。

7. 本品可减少他克莫司的代谢,使其发生不良反应(如中毒性肾损害、高血糖、高钾血症)的危险性增加。

8. 与左旋多巴合用,有增加后者不良反应(如不随意运动、震颤、恶心和呕吐、心血管刺激作用)的危险。

9. 本品可加速胃排空,从而降低需经胃吸收药物的吸收速率,相反,可能增加需经小肠吸收的药物(如苯二氮䓬类、抗凝药、对乙酰氨基酚、H_2 受体拮抗药等)的吸收速率。与抗凝药合用时,可延长凝血时间,两者合用时应注意检查凝血时间,以确定适宜的抗凝药剂量。

10. 本品系通过促进肠壁肌层节后神经释放乙酰胆碱而发挥胃肠动力作用,因此抗胆碱药(如阿托品、苯扎托品、颠茄制剂)可降低本品疗效。

11. 本品可减少地高辛的吸收,但无临床意义。

(九)规格

片剂:5mg;10mg。胶囊剂:5mg;10mg。混悬液:10mL:10mg。干混悬剂:100mg。

四、莫沙必利 Mosapride

(一)其他名称

贝络纳、枸橼酸莫沙必利、加斯清、快力、立维宁、瑞琪、新络纳、盐酸莫沙必利。

(二)药理作用

本品为选择性 5－羟色胺 4(5－HT_4)受体激动剂,能促进乙酰胆碱的释放,刺激胃肠道而发挥促动力作用,从而改善功能性消化不良患者的胃肠道症状,但不影响胃酸的分泌。本品与大脑神经细胞突触膜上的多巴胺 D_2 受体、肾上腺素 $α_1$ 受体、5－HT_1 及 5－HT_2 受体无亲和力,故不会引起锥体外系症状及心血管不良反应。

(三)适应证

1. 用于功能性消化不良、慢性胃炎伴有胃灼热、嗳气、恶心、呕吐、早饱、上腹胀、上腹痛等消化道症状。

2. 也可用于胃食管反流性疾病、糖尿病性胃轻瘫及胃部分切除患者的胃功能障碍。

(四)用法用量

口服,一次 5mg,一日 3 次,餐前服用。

(五)不良反应

主要表现为腹泻、腹痛、口干、皮疹及倦怠、头晕等。偶见嗜酸性粒细胞增多、甘油三酯升高及丙氨酸氨基转移酶、天门冬氨酸氨基转移酶、碱性磷酸酶、γ－谷氨酰转肽酶升高。

（六）禁忌

1.对本品过敏者。

2.胃肠道出血、穿孔及其他刺激胃肠道可能引起危险的疾病患者。

3.肠梗阻患者。

（七）注意事项

1.服用本品一段时间（通常为2周）后，如功能性消化道症状无改善，应停药。

2.老年患者出现不良反应时，应减量并采取相应措施。

3.由于可能出现肝功能障碍、黄疸，因此应对患者密切观察，如发现异常应停药并采取相应措施。

4.孕妇及哺乳期妇女慎用。

（八）药物相互作用

1.与红霉素合用，可使本品血药浓度升高、半衰期延长、曲线下面积增大。

2.与可引起低钾血症的药物和可延长QT间期的药物（如普鲁卡因、奎尼丁、氟卡尼、索他洛尔、三环类抗抑郁药等）合用，可增加心律失常的危险，应谨慎。

3.与抗胆碱药（如硫酸阿托品、溴化丁基东莨菪碱等）合用，可能会减弱本品的作用，因为本品的消化道促进作用取决于胆碱能神经的活化，因此与抗胆碱药并用时应分开间隔使用。

（九）规格

片剂：5mg。分散片：5mg。口服溶液：10mL：5mg。颗粒剂：100g：1g（以无水枸橼酸莫沙必利计）。胶囊剂：5mg。

五、替加色罗 Tegaserod

（一）其他名称

开乐宁、马来酸替加色罗、泽马可。

（二）药理作用

本品是吲哚类选择性5-HT₄受体部分激动剂，通过激动胃肠道5-HT₄受体刺激胃肠蠕动反射和肠道分泌，并抑制内脏的敏感性。本品与人体5-HT₄受体有高亲和力，但与5-HT₃受体或多巴胺受体没有明显亲和力。马来酸替加色罗作为神经元5-HT₄受体的部分激动剂，激发神经递质如降钙素基因相关肽从感觉神经元的进一步释放。体内试验显示本品可以增强胃肠道基础运动，纠正整个胃肠道的异常动力，减轻结肠、直肠膨胀时内脏的敏感性。

（三）适应证

用于55岁以下女性便秘型肠易激惹综合征患者缓解症状的短期治疗。

（四）用法用量

口服，一次6mg，一日2次，4～6周为一疗程，必要时可加服一个疗程。轻、中度肾功能不全患者不需调整剂量。轻度肝功能不全患者不需调整剂量。尚缺乏中、重度肝功能不全患者使用本品的安全性资料。老年患者不需调整剂量。

（五）不良反应

1.本品主要不良反应为腹泻。有报道，腹泻者多为单次发作，于治疗的第一周内出现腹泻。

2.其他不良反应包括恶心、呕吐、腹痛、腹胀、头痛、头晕、眩晕、失眠、偏头痛、心绞痛、心律失常、束支传导阻滞、室上性心动过速、低血压、卵巢囊肿、哮喘、蛋白尿、尿频、皮疹、关节病、背痛、流感样症状和腿部疼痛及意外损伤等。

3.尚有用药后出现心慌、缺血性结肠炎、肠系膜缺血、肠坏死、直肠出血、昏厥、可疑肝胰壶腹括约肌痉挛、胆管结石、伴氨基转移酶升高的肌坏炎的报道。

（六）禁忌

1.对本药过敏者。

2.严重肾功能不全者。

3.中重度肝功能不全者。

4.肠梗阻患者。

5.症状性胆囊疾病患者。

6.可疑肝胰壶腹括约肌功能障碍者。

7.有肠粘连史者。

8.缺血性心血管疾病患者及可增加心血管缺血事件发生危险的患者。

9.有经常腹泻症状者。

（七）注意事项

1.因本品可导致心脏病发作、心肌梗死和心前区疼痛加重等严重心脏疾病的不良反应（甚至有少数患者因此而丧命），FDA于2007年3月30日宣布将本品撤市。并给出以下参考信息：①如用药期间患者出现突发虚弱、头晕、严重胸部疼痛、呼吸短促、行走或言语困难以及心脏病发作或脑卒中症状，应立即予急诊救治。②建议停用本品，采用其他替代治疗方法。

2.腹泻随着治疗而消失，但如出现直肠出血、血性腹泻、腹痛或腹痛加剧，应停药。有报道，如出现腹泻并发症（低血容量、低血压和昏厥）时需补液治疗，并停药。

3.以下情况应慎用 ①胃肠道出血或穿孔患者。②腹泻或与肠易激综合征相关的复发性腹泻患者。③增加胃肠道动力可能导致不良影响的患者。④轻中度肾功能不全及轻度肝功能不全者。

4.FDA对本药的妊娠安全性分级为B级。

（八）药物相互作用

目前尚未发现本品与其他药物的相互作用。现有资料表明，本品与其他药物合用，两者均无需调整剂量。

（九）规格

片剂：2mg；6mg。胶囊剂：6mg。

（王艳梅）

第三节 止吐药和催吐药

一、昂丹司琼 Ondansetron

（一）其他名称

安美舒、安斯欣、奥丹色创、奥丹色子、奥丹西龙、奥丹西酮、奥一麦、恩丹西酮、恩复德、恩诺平、富米汀、康达立特、欧贝、欧吉克、欧可亭、时泰、枢丹、枢复宁、斯欣、维泽。

（二）药理作用

本药是一种强效、高度选择性的5－羟色胺3(5－HT$_3$)受体拮抗剂,其控制恶心、呕吐的确切作用方式尚未清楚。化疗药和放射治疗可引起小肠的5－羟色胺释放,通过5－HT$_3$受体引起迷走传入神经兴奋而导致呕吐反射。本药的作用是阻断这种反射的发生。迷走传入神经的兴奋也可引起位于第四脑室的后支区释放5－羟色胺,这也可以通过中枢机制触发呕吐。故此本药控制由细胞毒性化疗药和放射治疗引起的恶心呕吐的机理可能是由于拮抗外周和中枢的神经元(5－HT$_3$)受体。控制手术后的恶心呕吐作用机制不详。

（三）适应证

用于放疗和化疗引起的恶心和呕吐,也可用于防治手术引起的恶心呕吐。

（四）用法用量

1.成人

(1)口服给药:①由化疗和放疗引起的恶心呕吐:对于化疗药引起的呕吐,一次8mg,每8～12h1次,连用5d。对于放疗引起的呕吐,一次8mg,每8h1次,首次需于放疗前1～2h给药,疗程视放疗的程度而定。②预防手术后呕吐:一次8mg,于麻醉前1h及麻醉后8h各服用1次。

(2)静脉注射:用于化疗和放疗引起的恶心呕吐。对于高度催吐的化疗药引起的呕吐,在化疗前15min、化疗后4h及8h各注射8mg,停止化疗后改为口服给药。对于催吐程度一般的化疗药引起的呕吐,化疗前15min注射8mg,此后改为口服。

(3)静脉滴注:用于防治手术后呕吐,于麻醉诱导的同时静脉滴注4mg预防呕吐,已出现呕吐时,可缓慢静脉滴注4mg进行治疗。

肾功能不全时不需要调整剂量。中度或重度肝功能不全者,一日剂量不应超过8mg。65岁以上老人用药时无须调整剂量及给药途径。

2.儿童

(1)口服给药:用于化疗和放疗引起的恶心呕吐。化疗前静脉注射,12h后再口服4mg;化疗后口服,一次4mg,一日2次,连服5d。

(2)静脉注射:用于化疗和放疗引起的恶心呕吐。化疗前静脉注射5mg/m^2。对于3～12岁儿童,体重超过40kg者,单次给予4mg,低于40kg者,单次给予0.1mg/kg,静脉注射时间不低于2～5min。

（五）不良反应

可有头痛、发热、呃逆,偶有短暂性无症状的转氨酶增加副作用。偶见便秘。罕见服药后立即出现过敏性休克。其他如心律失常、低血压、心动过缓、不随意运动失调、癫痫发作。

（六）禁忌

1.对本品过敏者禁用。

2.胃肠道梗阻患者禁用。

3.腹部手术后禁用。

4.心功能不全者禁用。

（七）注意事项

1.使用何种给药途径和剂量应视病情因人而异。

2.本品经稀释液(0.9％氯化钠注射液、5％葡萄糖注射液、复方氯化钠注射液或10％甘露醇注射液)稀释后,在室温下或冰箱中可保持稳定 1 周。

3.本品注射剂不宜与其他药物配伍。

4.可用一般的解热止痛药(如对乙酰氨基酚)治疗本品所引起的头痛。

5.如用药过程中出现便秘,可增加食物纤维的摄入(食用水果、蔬菜、全麦面包等),增加运动和多饮水,或给予新斯的明治疗。

6.治疗腹部手术后或化疗引起的恶心、呕吐时,本品可能掩盖进行性肠梗阻和(或)肠胀气的发生。

(八)药物相互作用

1.本品与地塞米松或甲氧氯普胺合用,可显著增强止吐效果。

2.本品与其他降压药并用时,降压作用也有增强的可能,故用药时应注意。

3.与细胞色素 P450 酶(包括 CYP1M、CYP2D6、CYP3A4)诱导剂或抑制剂合用,可能改变本品的半衰期和清除率,因为本品通过该酶系统代谢但根据目前获得的有限数据,与此类药合用时无须调整剂量。

4.尚没有证据表明本品会诱导或抑制其他同时服用药物的代谢研究表明,本品与替马西泮、呋塞米、曲马朵及丙泊酚无相互作用。卡莫司汀、依托泊苷及顺铂不影响本品的药代动力学。

5.对司巴丁及异喹胍代谢差的患者,对本品的消除半衰期无影响。对这类患者重复给药后,药物的血药浓度与正常人无差异,故用药剂量和用药次数无须改变

(九)规格

片剂(以昂丹司琼计):4mg;8mg。胶囊剂(以昂丹司琼计):8mg 注射液(以昂丹司琼计):1mL:4mg;2mL:4mg;2mL:8mg;4mL:8mg。注射用盐酸昂丹司琼(以昂丹司琼计):8mg。氯化钠注射液:50mL(昂丹司琼 8mg、氯化钠 0.45g);100mL(昂丹司琼 8mg、氯化钠 0.9g)。葡萄糖注射液:50mL(昂丹司琼 8mg、葡萄糖 2.5g);50mL(昂丹司琼 32mg、葡萄糖 2.5g);100mL(昂丹司琼 8mg、葡萄糖 5g)。

二、托烷司琼 Tropisetron

(一)其他名称

托品西隆、曲匹西龙、托普西龙、博迪琼、博康宁、迪欧平、盖格恩、广迪、和太、吉力泰、罗亭、耐诺、尼泰美、欧力司宁、欧宁、晋洛林、瑞齐泰、赛格恩、司坦美、维瑞特、欣贝、欣顺尔。

(二)药理作用

托烷司琼是一种外周神经元及中枢神经系统 $5-HT_3$ 受体的高效、高选择性竞争拮抗剂。某些常用癌症化疗药物可引起肠黏膜嗜铬细胞释放出 5-羟色胺(5-HT),从而诱发伴恶心的呕吐反射托烷司琼能选择性地阻断外周神经元突触前 $5-HT_3$ 受体的兴奋;在中枢神经系统内,本品对调节传入最后区的迷走神经活动的 $5-HT_3$ 受体可能有直接作用:本品的作用时限为 24h。故只需每天给药 1 次。本药的临床研究表明,在 2~3 个癌症化疗周期中连续使用本品也不会减低疗效临床研究表明不引起锥体外系副作用。

(三)适应证

主要用于预防和治疗肿瘤化疗引起的恶心和呕吐。

（四）用法用量

1. 成人

（1）静脉给药：防治肿瘤化疗引起的恶心和呕吐，疗程第 1d，在化疗前将本品 5mg 溶于 100mL 常用的注射液中静脉滴注（不少于 15min）或缓慢静脉注射（注射速度不超过 2mg/min）。疗程第 2～6d，一次 5mg，于早餐前至少 1h 服用，一日 1 次。轻症者可适当缩短疗程。

（2）口服给药：参见"静脉给药"。

肝肾功能不全时，如果采用一日 5mg，共用 6d 的给药方案，则不必减量。

2. 儿童

（1）静脉给药：防治肿瘤化疗引起的恶心和呕吐，2 岁以上儿童，必须用药时，推荐一日 0.1mg/kg（最大可达一日 5mg）。在疗程的第 1d，化疗前将本品溶于 100mL 常用的注射液中静脉滴注或静脉注射；疗程第 2～6d 改为口服，将本品稀释于橘子汁或可乐中，晨起时（至少于早餐前 1h）服用。

（2）口服给药：防治肿瘤化疗引起的恶心和呕吐，参见"静脉给药"。

（五）不良反应

最常见的不良反应为应用 2mg 时的头痛（22%）和应用 5mg 时的便秘（11%）。这些反应在代谢不良者中的发生率更高。偶有关于头晕、疲劳和腹痛、腹泻等胃肠功能紊乱的报道（0.1%～5%）。与其他 5-HT$_3$ 受体拮抗剂相似，个别病例出现虚脱、晕厥、心血管意外，但未明确本药与这些不良反应的关系，有可能是由于细胞毒药物或原有疾病所引起。

（六）禁忌

1. 对本品或其他 5-HT$_3$ 受体拮抗剂过敏者禁用。

2. 严重肝肾功能不全者禁用。

3. 孕妇禁用。

（七）注意事项

1. 可用生理盐水、林格液或 5% 葡萄糖注射液稀释本品注射剂。

2. 对司巴丁或异喹胍代谢不良者用药后，本品消除半衰期延长，但使用推荐剂量时未见有药物引起毒性反应的报道，故不需减量。

3. 高血压未控制者使用本品的日剂量不宜超过 10mg。

4. 单用本品效果不佳时，可合用地塞米松，不需要增加本品剂量。

5. 用药后驾驶或操纵机器时须谨慎。

（八）药物相互作用

1. 托烷司琼胶囊与食物同时摄入可能延缓吸收，绝对生物利用度有轻度增加（从约 60% 至约 80%），但无相应的临床表现。

2. 与利福平或其他肝酶诱导药物（如苯巴比妥和保泰松）合用，可使托烷司琼的血浆浓度降低。

3. 细胞色素 P450 抑制剂如西咪替丁对托烷司琼的血浆浓度影响极微，无需调整剂量。

（九）规格

注射液：1mL：5mg；5mL：5mg。胶囊剂：5mg。

三、格拉司琼 Granisetron

（一）其他名称

爱奇、巴泰、百宏、邦可舒、比立、达芬可泉、迪康立舒、尔通、格雷西隆、格奈雅、格瑞同、古迪、欧立平、润丹、舒尔止、斯诺康欣、盐酸格雷西龙、佐坦。

（二）药理作用

本品是一种高选择性的 5－羟色胺 3(5－HT_3)受体拮抗药，与"盐酸托烷司琼"相似，也具有双重作用机制。

本品与 5－HT_3 受体的亲和力比与其他受体(包括 5－HT_1、5－HT_2、多巴胺 D_2、组胺 H_1、苯二氮䓬和阿片受体等)的亲和力高 13000 倍。与盐酸昂丹司琼比较，治疗中等致吐的抗肿瘤化疗时，两者的疗效相同；治疗由顺铂引起的强烈呕吐时，本品疗效优于盐酸昂丹司琼。

（三）适应证

主要用于防治因化疗、放疗引起的恶心和呕吐。也用于防治术后恶心、呕吐。

（四）用法用量

1. 成人

(1)口服给药：一次 1mg，一日 2 次，于化疗前 1h(首次)及首次给药后 12h 服用(第 2 次)。

(2)静脉注射：常用量为一次 3mg(或 4μg/kg)，稀释于 20～50mL 注射液中，在化疗、放疗前静脉注射(注射时间不少于 5min)。大多数患者只需单次给药，必要时可增加 1～2 次。24h 内最大剂量不超过 9mg，每一疗程可连续使用 5d。

2. 儿童 静脉注射，2～16 岁儿童，推荐一次 10μg/kg。

（五）不良反应

人体研究显示，本品具有良好的耐受性。与其他同类药物一样，常见的不良反应仅为头痛和便秘，但多数为轻至中度。偶有过敏反应，个别较重(如过敏性休克)。其他过敏反应还包括出现轻微皮疹。临床试验中还发现肝转氨酶一过性升高，但仍在正常范围。

（六）禁忌

1. 对本品过敏者。

2. 胃肠道梗阻患者。

（七）注意事项

1. 本品注射制剂可用生理盐水、5％葡萄糖注射液稀释，宜现配现用，稀释后的注射液在避光和室温条件下贮存不得超过 24h。

2. 本品注射液不宜与其他药物混合后给药。

3. 高血压未控制者使用本品的一日剂量不宜超过 10mg，以免引起血压进一步升高。

（八）药物相互作用

1. 地塞米松可增强本品的药效。

2. 体外研究表明，酮康唑可能通过作用于 CYP3A 同工酶系而抑制本品的代谢，但其临床意义尚不清楚。

（九）规格

片剂(以格拉司琼计)：1mg。分散片(以格拉司琼计)：1mg。胶囊剂(以格拉司琼计)：1mg。注射液(以格拉司琼计)：1mL∶1mg；3mL∶3mg。葡萄糖注射液：50mL(格拉司琼 3mg、葡萄糖 2.5g);100mL(格拉司琼 3mg、葡萄糖 5g)。氯化钠注射液:50mL(格拉司琼 3mg、氯化钠 0.45g);100mL(格拉司琼 3mg、氯化钠 0.9g)。

四、雷莫司琼 Ramosetron

(一)其他名称

艾可安、艾生素、必廷、辰佑、恒凯艾、奈西雅、善成、维意舒、悦丹、正良。

(二)药理作用

本品为选择性 5－羟色胺 3(5－HT$_3$)受体拮抗剂,具有强力、持久的 5－HT$_3$ 受体拮抗作用,能有效地抑制化疗药物(如顺铂)诱发的呕吐。其作用机制为:顺铂等抗恶性肿瘤药物可使 5－HT$_3$ 从消化道的嗜铬细胞中游离出来,与存在于消化道黏膜的迷走神经传入末梢中的 5－HT$_3$ 受体结合,进而刺激呕吐中枢,诱发呕吐。一般认为,本品是通过阻断此处的 5－HT$_3$ 受体而发挥止吐作用,本品对外周 5－HT$_3$ 受体的抑制作用强于中枢 5－HT$_3$ 受体。动物实验表明,本药拮抗 5－HT$_3$ 受体作用较格拉司琼和昂丹司琼强,与 5－HT$_3$ 受体有高度亲和力(较昂丹司琼强 40 倍),而对多巴胺 D$_2$ 受体及 5－HT$_3$ 受体以外的受体无拮抗作用。本品对顺铂、多柔比星及丝裂霉素的抗肿瘤作用无影响。静脉注射 100μg/kg 对中枢神经系统、呼吸系统、循环系统、非自主神经系统、消化系统及泌尿系统均未见不良反应,也未见其代谢产物的不良反应。

(三)适应证

用于预防抗恶性肿瘤治疗时出现的恶心、呕吐等消化道症状。

(四)用法用量

1.口服给药　一次 0.1mg,一日 1 次,于化疗药物给药前 1h 服用。必要时可根据年龄、症状酌情增减。

2.静脉注射　一次 0.3mg,一日 1 次。可根据年龄、一症状不同适当增减用量。效果不明显时,可以追加相同剂量,但一日总量不能超过 0.6mg。

(五)不良反应

主要的不良反应是头昏、头痛、潮热、舌麻木、腹泻等。也可出现丙氨酸氨基转移酶、天门冬氨酸氨基转移酶、胆红素升高。

(六)禁忌

对本品有过敏史者。

(七)注意事项

1.本品与甘露醇、布美他尼、呋塞米等呈配伍禁忌。

2.本品仅限用于抗癌药(顺铂等)引起的恶心、呕吐。

3.本品口腔崩解片主要用于预防恶心、呕吐,可在口腔内崩解,但不会经口腔黏膜吸收。可用水送服。

4.建议在抗恶性肿瘤治疗前给药,已出现恶心、呕吐等症状的患者只能注射给药。

(八)药物相互作用

尚不明确。

(九)规格

口腔崩解片:0.1mg。注射液:2mL:0.3mg。

五、阿扑吗啡 Apomorphine

（一）其他名称

丽科吉、去水吗啡、盐酸去水吗啡、盐酸缩水吗啡、意森、尤立玛。

（二）药理作用

本品系吗啡衍生物，是一种半合成的中枢性催吐药，其结构与多巴胺相似，能直接刺激延脑的催吐化学感受区，反射性兴奋呕吐中枢，产生强烈的催吐作用。运动可增加本品的催吐作用。此外，本品尚保留有吗啡的某些药理性质，如有轻微的镇痛作用和呼吸抑制作用。

（三）适应证

1.用于抢救意外中毒及不能洗胃的患者。

2.用于治疗石油蒸馏液（如煤油、汽油、煤焦油、燃料油或清洁液等）吸入者，以防止严重的吸入性肺炎。

（四）用法用量

皮下注射，一次 2～5mg，一次最大剂量 5mg。儿童一次按体重 0.07～0.1mg/kg，一次最大剂量为 5mg。

（五）不良反应

1.中枢抑制的呼吸短促、呼吸困难或心动过缓。

2.用量过大可引起持续性呕吐。

3.昏睡、晕厥和直立性低血压等。

4.快速或不规则的呼吸、疲倦无力、颤抖或心率加快以及中枢神经刺激反应。

（六）禁忌

1.心力衰竭或有心衰先兆者禁用。

2.腐蚀性中毒者禁用。

3.张口反射抑制患者禁用。

4.醉酒状态明显者禁用。

5.已有昏迷或有严重呼吸抑制者禁用。

6.阿片、巴比妥类或其他中枢神经抑制药所导致的麻痹状态者禁用。

7.癫痫发作先兆者禁用。

8.休克前期者禁用。

9.士的宁中毒者禁用。

10.开放型肺结核患者禁用。

11.胃及十二指肠溃疡患者禁用。

12.有中枢神经系统器质性病变者禁用。

（七）注意事项

1.本品注射剂的安瓿中不应含有空气，应充氮气或其他惰性气体；溶液应采用无菌过滤消毒而不可热压消毒。

2.本品注射剂遇光氧化分解变色，变为浅绿、绿色或析出沉淀，氧化产生的醌式有色化合物无催吐作用，此时不能再使用。

3.一般药物过量或吞服毒物，首选洗胃及导泻，只有在禁忌洗胃情况下才用催吐剂。

4.本品在胃饱满时催吐效果较好,故在皮下给药前,宜先饮水 200～300mL。

5.对麻醉药物中毒的患者,由于中枢已被抑制,本品常难奏效,甚至可能加重其抑制作用,故不适用。

6.本品不应重复给药,一般若首次剂量无催吐效果,重复给药也无效。

7.以下情况应慎用 ①过度疲劳的患者。②有恶心和呕吐倾向的患者。

(八)药物相互作用

1.恩他卡朋为儿茶酚－氧位－甲基转移酶(COMT)抑制药,而本品已知由 COMT 代谢,两者合用时可使发生心动过速、高血压和心律不齐的风险增加,故联用时应谨慎,并应监测心律和血压。

2.与吩噻嗪类镇吐药合用,可导致严重的呼吸和循环抑制,产生不良反应或延长睡眠。两者不能合用。

3.本品的化学结构与多巴胺相似,与左旋多巴合用时可提高抗震颤麻痹作用。

4.纳洛酮可对抗本品的催吐作用及其对中枢神经系统与呼吸系统等的抑制作用。

5.如先期服用止吐药,可降低本品的催吐效应。

6.口服避孕药可减弱本品的镇痛作用。

(九)规格

注射液:1mL:5mg。

(王艳梅)

第四节　泻药

一、硫酸镁 Magnesium Sulfate

(一)其他名称

干燥硫酸镁、苦盐、硫苦、泻利盐、泻盐、药用硫酸镁、硫酸镁晶胃、麻苦乐儿。

(二)药理作用

1.镁离子可抑制中枢神经的活动,抑制运动神经－肌肉接头乙酰胆碱的释放,阻断神经肌肉连接处的传导,降低或解除肌肉收缩作用,同时对血管平滑肌有舒张作用,使痉挛的外周血管扩张,降低血压,因而对子痫有预防和治疗作用。对子宫平滑肌收缩也有抑制作用,可用于治疗早产。

2.导泻作用 本品口服吸收少,在肠内形成一定的渗透压,使肠内保有大量的水分,刺激肠蠕动而起导泻作用。

3.利胆作用 小剂量硫酸镁可刺激十二指肠黏膜,反射性地引起胆总管括约肌松弛,胆囊收缩,加强胆汁引流,促进胆囊排空,起利胆作用。

4.对心血管系统的作用 注射给药,过量镁离子可直接舒张外周血管平滑肌及引起交感神经节冲动传递障碍,从而使血管扩张,血压下降。此外,静脉用药能延长心脏传导系统的有效不应期,提高室颤阈值,并使心肌复极均匀,减少或消除折返激动,有利于快速型室性心律失常的控制。

5.消炎消肿 本品 50%溶液外用热敷患处,有消炎消肿的作用。

（三）适应证

1.主要作为抗惊厥药,用于妊娠高血压综合征。降低血压,治疗先兆子痫和子痫。也用于治疗早产。

2.用于低镁血症的预防与治疗,尤其是急性低镁血症伴肌肉痉挛、手足抽搐等症状。也用于全静脉内营养,预防镁缺乏。

3.作为容积性泻药,口服用于治疗便秘、肠内异常发酵、食物或药物中毒(与活性炭合用)。也可用于驱虫前肠道准备。

4.作为利胆解痉药,用于十二指肠引流,可治疗阻塞性黄疸及慢性胆囊炎,也可用于治疗胆绞痛。

5.用于室性心动过速,包括尖端扭转型室性心动过速及室颤的预防,对洋地黄、奎尼丁中毒引起的室性心动过速也有效。

6.用于发作频繁且其他治疗效果不好的心绞痛患者,对伴有高血压的患者效果较好。

7.用于尿毒症、破伤风、高血压脑病、急性肾性高血压危象。

8.外用热敷可消炎消肿。

（四）用法用量

1.成人

(1)肌肉注射:①抗惊厥:一次1g。②轻度妊娠高血压综合征:一次5g,根据病情一日4次或每4h1次。③先兆子痫和子痫:将本品1~2.5g配成25%~50%注射液,根据病情决定剂量,最多一日肌肉注射6次,并监测心电图、肌腱反射、呼吸和血压。④防治低镁血症:轻度镁缺乏,一次1g,一日总量为2g。重度镁缺乏,一次0.03g/kg。

(2)静脉注射:静脉注射应缓慢,严格掌握剂量。①中重度妊娠高血压综合征、先兆子痫、子痫:首次剂量为2.5~4g,以25%葡萄糖注射液20mL稀释,缓慢注入(时间不少于5min,极量为4g。以后用静脉滴注维持,滴速约为2g/h或0.03g/(kg·h),一日总量不超过30g。用于先兆子痫和子痫,也可将1~2g硫酸镁配成10%~20%注射液,推注速度不超过0.15g/min。②早产:首次负荷量为4g,以25%葡萄糖注射液20mL稀释后,5min内缓慢静脉注射,此后用25%硫酸镁注射液60mL,加于5%葡萄糖注射液1000mL中静脉滴注,速度为2g/h,直到宫缩停止后2h。③心律失常:首次注射2g,给药时间不少于2min,以后以0.003~0.02g/min静脉滴注。

(3)静脉滴注:①抗惊厥:一次1~2.5g,以5%葡萄糖注射液稀释至浓度为1%的溶液后缓慢滴注。②轻度妊娠高血压综合征:以1.5~2g/h的速度静脉滴注,一日15g。③重度妊娠高血压综合征:参见"静脉注射"项下相关内容。④治疗先兆子痫和子痫:4g硫酸镁加入5%葡萄糖注射液(或生理盐水)250mL内,滴注速度不超过4mL/min。也可参照静脉注射项相关内容。⑤早产:参见"静脉注射"项下相关内容。⑥防治低镁血症:将2.5g硫酸镁溶于5%葡萄糖注射液(或生理盐水)中,缓慢滴注3h。⑦心律失常:参见"静脉注射"项下相关内容。⑧全静脉内营养:一日0.03~0.06g/kg。

(4)口服给药:①导泻:一次5~20g,清晨空腹服用,同时饮100~400mL水,也可用水溶解后服用。②利胆:一次2~5g,一日3次,饭前或两餐间服。也可配制成33%或50%的溶液服用。

镁主要经肾脏排泄,肾功能不全者应酌情减量。老年患者宜减量使用。

2.儿童

(1)肌肉注射:用于抗惊厥,一次 0.02～0.04g/kg,25％溶液可作深层肌肉注射。

(2)静脉滴注:全静脉内营养,一日 0.03g/kg。

(五)不良反应

1.静脉注射硫酸镁常引起潮红、出汗、口干等症状,快速静脉注射时可引起恶心、呕吐、心慌、头晕,个别出现眼球震颤,减慢注射速度症状可消失。

2.肾功能不全,用药剂量大,可发生血镁积聚,血镁浓度达 5mmol/L 时,可出现肌肉兴奋性受抑制,感觉反应迟钝,膝腱反射消失,呼吸开始受抑制,血镁浓度达 6mmol/L 时可发生呼吸停止和心律失常、心脏传导阻滞,浓度进一步升高,可使心跳停止。

3.连续使用硫酸镁可引起便秘,部分患者可出现麻痹性肠梗阻,停药后好转。

4.极少数血钙降低,再现低钙血症。

5.镁离子可自由透过胎盘,造成新生儿高血镁症,表现为肌张力低、吸吮力差、不活跃、哭声不响亮等,少数有呼吸抑制现象。

6.少数孕妇出现肺水肿。

(六)禁忌

1.对本品过敏者禁用本品注射液。

2.严重心功能不全者(心脏传导阻滞、心肌损害等)禁用本品注射液。

3.严重肾功能不全者(肌酐清除率低于 20mL/min)禁用本品注射液。

4.肠道出血患者禁用本品导泻。

5.经期妇女及孕妇禁用本品导泻。

6.急腹症患者禁用本品导泻。

7.哺乳期妇女禁用。

(七)注意事项

1.与硫酸镁配伍禁忌的药物有硫酸多黏菌素 B、硫酸链霉素、葡萄糖酸钙、盐酸多巴酚丁胺、盐酸普鲁卡因、四环素、青霉素和萘夫西林。

2.应用硫酸镁注射液前须查肾功能,如肾功能不全应慎用,用药量应减少。

3.有心肌损害、心脏传导阻滞时应慎用或不用。

4.每次用药前和用药过程中,定时做膝腱反射检查,测定呼吸次数,观察排尿量,抽血查血镁浓度值。出现膝腱反射明显减弱或消失,或呼吸次数每分钟少于 14～16 次,每小时尿量少于 25～30mL 或 24h 少于 600mL,应及时停药。

5.用药过程中突然出现胸闷、胸痛、呼吸急促,应及时听诊,必要时进行胸部 X 线摄片检查,以便及早发现肺水肿。

6.如出现急性镁中毒现象,可用钙剂静注解救,常用的为 10％葡萄糖酸钙注射液 10mL 缓慢注射。

(八)药物相互作用

1.本品与多克钙化醇(多舍骨化醇)合用易致高镁血症。

2.保钾利尿药可增加血清、淋巴细胞和肌肉中的镁和钾,合用时易致高镁血症和高钾血症。

3.保胎治疗时,本品与肾上腺素 β 受体激动药利托君同时使用,心血管不良反应增加。

4.有与拉贝洛尔合用时发生明显的心动过缓,停用本品后症状能得到缓解的报道。

5.本品可促进甲芬那酸的吸收。

6.与活性炭配制口服吸附解毒剂,可减少毒物吸收并加速排泄。

7.本品可与氯化钡形成不溶性无毒硫酸钡排出,可用于口服氯化钡中毒的治疗。

8.本品可提高尿激酶的溶栓疗效,缩小梗死面积,减少并发症,并有益于缺血再灌注损伤的防治。

9.与双氢吡啶类钙通道阻滞药(如硝苯地平、非洛地平等)合用,可导致降压作用和神经肌肉阻滞效应增强。

10.本品可增强顺阿曲库铵的神经肌肉阻滞作用。

11.本品可加强氯氮䓬、氯丙嗪的中枢抑制作用。

12.与氨基糖苷类抗生素(如庆大霉素)合用可增加神经肌肉阻滞作用,应避免两者合用。如必须应用,应考虑到其相互影响可能导致呼吸抑制,并备好人工呼吸设施。

13.已洋地黄化的患者应用本品时可发生严重的心脏传导阻滞甚至心脏停搏。

14.本品可降低奎尼丁经肾的排泄,其机制可能与尿液碱化有关。

15.与土霉素、加替沙星和诺氟沙星等合用,可形成不吸收性复合物,降低后者的吸收水平,使后者血药浓度降低。

16.本品可使灰黄霉素吸收减少,血药浓度降低。

17.本品可降低双香豆素、地高辛或异烟肼等药的作用。

18.同时静脉注射钙剂,可拮抗本品对抗抽搐的疗效。

19.本品可降低缩宫素刺激子宫作用。

(九)规格

注射用硫酸镁:2.5g。注射液:10mL:1g;10mL:2.5g;20mL:2g.葡萄糖注射液:100mL(硫酸镁 1g、葡萄糖 5g);250mL(硫酸镁 2.5g、葡萄糖 12.5g)。结晶粉:500g。溶液:10mL:3.3g。

二、比沙可啶 Bisacodyl

(一)其他名称

必洒可敌、鞣酸双醋苯啶、双吡甲胺、双醋苯啶、比沙可定、吡啶亚甲双酚酯、比沙可淀、变爽、通秘、便塞停。

(二)药理作用

本品为接触性缓泻药,通过与肠黏膜的直接接触,刺激其感觉神经末梢,引起肠反射性蠕动增加而导致排便。

(三)适应证

1.用于急慢性便秘和习惯性便秘的治疗。

2.用于腹部 X 线检查或内镜检查前清洁和排空肠道。

3.用于手术前后清洁肠道。

(四)用法用量

1.成人

(1)口服给药:一次 5~10mg,一日 1 次。

(2)直肠给药:一次 10mg,一日 1 次。

2.儿童

(1)口服给药:6 岁以上儿童剂量为成人的一半。

(2)直肠给药:6～12 岁儿童一次 5mg,一日 1 次。

(五)不良反应

1.偶可引起明显的腹部绞痛,停药后即消失。

2.直肠给药有时有刺激性。

3.有报道可引起过度腹泻。

(六)禁忌

1.对本品过敏者禁用。

2.急腹症(如阑尾炎、胃肠炎、直肠出血、肠梗阻等)患者(尤其是粪块阻塞所致)禁用。

3.炎症性肠病患者禁用。

4.严重水电解质紊乱者禁用。

5.肛门破裂或痔疮溃疡患者禁用。

6.孕妇禁用。

7.6 岁以下儿童禁用本品片剂。

(七)注意事项

1.应避免将本品粉末吸入或与眼睛、皮肤黏膜接触。

2.为避免对胃的刺激,服用本品片剂时应整片吞服,不得咀嚼或压碎。

3.进食 1h 内不能服用本品,服用本品前后 2h 不得服牛奶或制酸药。

4.不宜长期用药。长期用药可能引起结肠功能紊乱、电解质紊乱、对泻药的依赖性及结肠黑变病。

5.用于儿童时应考虑到可能影响正常的排便反射功能。

(八)药物相互作用

1.低血钾可诱发尖端扭转性心律失常,故不宜与可产生尖端扭转性心律失常药物合用,如抗心律失常药胺碘酮、溴苄胺、丙吡胺、奎尼丁类、索他洛尔等和非抗心律失常药阿司咪唑、苄普地尔、舒托必利、特非那定、长春胺等。

2.由于低血钾可诱发洋地黄类药物的毒性作用,故本品与洋地黄类药物合用时,应监测血钾。

(九)规格

片剂:5mg;10mg。栓剂:5mg;10mg。泡腾散剂:5mg。

三、酚酞 Phenolphthalein

(一)其他名称

非诺夫他林、酚夫、果导、酚酞。

(二)药理作用

主要作用于结肠,口服后在小肠碱性肠液的作用下慢慢分解,形成可溶性钠盐,从而刺激肠壁内神经丛,直接作用于肠平滑肌,使肠蠕动增加,同时又能抑制肠道内水分的吸收,使水和电解质在结肠蓄积,产生缓泻作用。其作用缓和,很少引起肠道痉挛。

（三）适应证

1.用于治疗习惯性顽固性便秘。

2.在结肠镜、直肠镜检查或 X 线检查时，用于清洁肠道。

（四）用法用量

1.成人

(1)口服给药：一次 50～200mg，重症患者一次 200mg，可根据患者的具体情况增减剂量。极量为一次 500mg，一日 1g。

(2)直肠给药：本品栓剂，一次 100mg，一日 1～2 次。

2.儿童 口服给药，2～5 岁儿童，一次 15～20mg；6 岁以上儿童，一次 25～50mg。可根据患者的具体情况增减剂量。

（五）不良反应

由酚酞引起的过敏反应临床上罕见，偶能引起皮炎、药疹、瘙痒、灼痛及肠炎、出血倾向等。

（六）禁忌

1.充血性心力衰竭患者。

2.高血压患者。

3.阑尾炎患者。

4.直肠出血未明确诊断者。

5.粪块阻塞、肠梗阻患者。

6.心、肾功能不全者。

7.婴儿。

8.哺乳期妇女。

（七）注意事项

1.酚酞可干扰酚磺酞排泄试验(PSP)，使尿色变成品红或橘红色，同时酚磺酞排泄加快。

2.长期应用可使血糖升高、血钾降低。

3.长期应用可引起对药物的依赖性。

4.幼儿应慎用。

（八）药物相互作用

与碳酸氢钠、氧化镁等碱性药物合用，可引起粪便变色。

（九）规格

片剂：50mg；100mg。栓剂：100mg。

四、甘油 Glycerol

（一）其他名称

丙三醇。

（二）药理作用

甘油是一种天然生成的三价醇，具有以下三方面的作用：①软化、润滑大便，使易于排出。另外，甘油还可刺激直肠收缩，引起排便反射。②脱水：甘油溶液为强力高渗性溶液。静脉注射给药后，甘油可升高血浆渗透压，渗透作用使水从血管外流向血浆，故可降低颅内压。同样,甘油升高血浆渗透压也可引起眼内压降低。③吸湿作用:甘油外用能使局部组织软化,可用于湿润皮肤,增加皮肤柔韧性,防治手足皲裂。

(三)适应证

1.栓剂用于便秘,尤其适用于小儿及年老体弱者便秘的治疗。

2.注射液用于降低颅内压和眼压。

3.外用可防治冬季皮肤干燥皲裂。

(四)用法用量

1.成人

(1)口服给药:降低眼压和颅内压:口服50%甘油溶液(含0.9%氯化钠),一次200mL,一日1次。必要时一日2次,但要间隔6～8h。

(2)直肠给药:用于便秘,使用栓剂,一次1粒(大号栓)塞入肛门,也可用50%甘油溶液灌肠。

(3)外用:涂于皮肤表面或患处。

2.儿童 直肠给药,用于便秘,使用栓剂,一次1粒(小号栓)塞入肛门。

(五)不良反应

口服有轻微不良反应,如头痛、咽部不适、口渴、恶心、呕吐、腹泻及血压轻微下降等。空腹服用较明显。本品高浓度(30%以上)静滴可引起溶血和血红蛋白尿,浓度不超过10%不会引起此种不良反应。

(六)禁忌

1.糖尿病患者禁用。

2.颅内活动性出血患者禁用。

3.头痛、恶心、呕吐患者禁用。

(七)注意事项

1.严禁同氧化剂配伍。

2.可在溶液中加入柠檬汁或速溶咖啡以改善其口味;亦可加入碎冰块,用吸管吸食,以减轻恶心、呕吐等胃肠道症状。

3.心、肝、肾病患者慎用。

(八)规格

栓剂:大号2.67g;小号1.33g。稀甘油:5mL;10mL。溶液:10%甘油生理盐水溶液;10%甘油葡萄糖溶液;10%甘油、10%甘露醇复方溶液;50%甘油溶液。

五、聚乙二醇 4000 Macrogol 4000

(一)其他名称

长松、福松、开噻特、秘通宝、润可隆、优塞乐。

(二)药理作用

大分子聚乙二醇4000是线性长链聚合物,通过氢键固定水分子,使水分保留在结肠内,增加粪便含水量并软化粪便,恢复粪便体积和重量至正常,促进排便的最终完成,从而改善便秘症状。

(三)适应证

用于便秘。

（四）用法用量

口服给药，一次 10g，一日 1～2 次；或一日 20g，一次顿服。将药物溶于水中后服用。亦可根据患者情况适当增减剂量。

（五）不良反应

1.当大剂量服用时，有出现腹泻的可能，停药后 24～48h 内即可消失，随后可减少剂量继续治疗。

2.对肠功能紊乱患者，有出现腹痛的可能。

3.罕有过敏性反应，如皮疹、荨麻疹和水肿。

（六）禁忌

1.对本品过敏者禁用。

2.炎症性肠病（如溃疡性结肠务、克罗恩病）患者禁用。

3.肠梗阻患者禁用。

4.诊断未明确的腹痛患者禁用。

（七）注意事项

1.本品既不含糖也不含多元醇，可以用于糖尿病或需要无乳糖饮食的患者。

2.本品与其他药物需合用时，至少应间隔 2h 以上。

3.老人、高血压患者及心功能不佳的患者皆可使用本品。

（八）药物相互作用

尚不明确。

（九）规格

散剂：10g。

六、蓖麻油 Castor Oil

（一）其他名称

药用蓖麻油、Oleum Ricini。

（二）药理作用

本品系刺激性缓泻药。口服后在小肠上部被脂肪水解酶水解成蓖麻油酸和甘油。蓖麻油酸可抑制水和电解质的吸收，并刺激小肠，增加蠕动而呈现导泻作用。

（三）适应证

1.用于便秘。

2.用于术前或诊断检查前清洁肠道。

3.用于器械润滑。

（四）用法用量

口服给药，成人一次 10～20mL，总量不超过 60mL。小于 2 岁的婴儿，一次 1～5mL，2 岁以上，一次 5～15mL。

（五）不良反应

常见恶心、呕吐，可见短时便秘、腹痛、脱水、电解质失衡。

（六）禁忌

妇女及经期妇女。

（七）注意事项

1. 本品油剂宜早餐前加温后服用。

2. 本品乳剂冷冻后可增强药效，且应空腹服用。作为缓泻药时服后应喝下一整杯水。

3. 本品不宜用于清除肠道内脂溶性毒物，如磷、苯等。

4. 本品与果汁或碳酸饮料同服可增加无味蓖麻油的适口性。

（八）药物相互作用

1. 缓泻药与甘草合用可增加低钾血症发生的概率。

2. 缓泻药与左醋美沙朵合用可增加延长 QT 间期的风险。

3. 缓泻药与氟哌利多合用可增加心脏毒性（QT 间期延长、心脏停搏等）。

4. 本品能促进驱肠虫药在肠内的吸收，驱虫时忌用本品导泻。

（王艳梅）

第五节　止泻药

一、地芬诺酯 Diphenoxylate

（一）其他名称

苯乙哌啶、氰苯哌酸乙酯、氰苯哌酯、苯乙派啶。

（二）药理作用

本品是人工合成的具有止泻作用的阿片生物碱，具有较弱的阿片样作用，无镇痛作用，现已代替阿片制剂成为应用广泛而有效的非特异性止泻药。对肠道作用类似吗啡，直接作用于肠平滑肌，通过抑制肠黏膜感受器，降低局部黏膜的蠕动反射，从而减弱肠蠕动。同时增加肠道节段性收缩，使肠内容物通过延迟，从而促进肠内水分的回收。

（三）适应证

适用于急慢性功能性腹泻及慢性肠炎等。

（四）用法用量

口服给药，成人一次 2.5～5mg，一日 2～4 次，腹泻得到控制时即应减少剂量。2～5 岁一次用溶液 4mL，一日 3 次；5～8 岁一次用溶液 4mL，一日 4 次；8～12 岁一次用溶液 4mL，一日 5 次。

（五）不良反应

偶见口干、恶心、呕吐、头晕、头痛、嗜睡、失眠、抑郁、烦躁、皮疹、腹胀、大肠扩张及肠梗阻等，减量或停药后即消失。儿童对本品比较敏感，可能出现呼吸抑制等不良反应。

（六）禁忌

婴儿禁用。

（七）注意事项

1. 本品不能用作细菌性痢疾的基本治疗药物。可与抗菌药物合用于菌痢，以帮助控制腹泻症状。

2. 本品长期大量服用可产生欣快感，也可能出现药物依赖性。

3. FDA 对本药的妊娠安全性分级为 C 级。

（八）药物相互作用

1.本品可以增强巴比妥类、阿片类和其他中枢抑制药的作用。

2.本品可以减慢肠蠕动,可影响其他药物的吸收,使呋喃坦啶的吸收增加一倍。

（九）规格

复方地芬诺酯片:每片含盐酸地芬诺酯 1.5mg,硫酸阿托品 0.025mg。复方地芬诺酯溶液:每 5mL 含盐酸地芬诺酯 1.5mg,硫酸阿托品 0.025mg。

二、洛哌丁胺 Loperamide

（一）其他名称

苯丁哌胺、氯苯哌酰胺、若卜那密得、氯哌拉米、洛哌胺、盐酸洛哌胺、易蒙停。

（二）药理作用

本品化学结构类似氟哌啶醇和哌替啶,但治疗量对中枢神经系统无任何作用。对肠道平滑肌的作用与阿片类相似。可抑制肠道平滑肌的收缩,减少肠蠕动。还可减少肠壁神经末梢释放乙酰胆碱,通过胆碱能和非胆碱能神经元局部的相互作用,直接抑制蠕动反射。本品可延长食物在小肠的停留时间,促进水、电解质及葡萄糖的吸收,抑制前列腺素、霍乱毒素和其他肠毒素引起的肠过度分泌。此外,本品还可增加肛门括约肌的张力,可抑制大便失禁或便急。

（三）适应证

1.用于各种原因引起的非感染性急慢性腹泻的对症治疗(如溃疡性结肠炎、克罗恩病、非特异性结肠炎、肠易激综合征、短肠综合征等)。尤其适用于临床上其他止泻药效果不显著的慢性功能性腹泻。对胃、肠部分切除术后和甲状腺功能亢进引起的腹泻也有较好疗效。

2.用于回肠造瘘术患者,可增加粪便稠度以减少排便次数和排便量。也可用于肛门直肠手术后的患者,以抑制大便失禁。

（四）用法用量

1.成人　口服给药。①急性腹泻:初始剂量为一次 4mg,以后每次腹泻后口服 2mg,直到腹泻停止。一日总量不超过 16mg。如连服 5d 无效则停药。②慢性腹泻:初始剂量为一次 4mg,以后逐渐调整剂量至粪便正常,一日可服 2～12mg(显效后每日给予 4～8mg 维持)。

肝功能减退者用量应酌减。

2.儿童　口服给药。急性腹泻:5～8 岁一次 2mg,一日 2 次;8～12 岁一次 2mg,一日 3 次。儿童一日极量为 6mg/20kg。

（五）不良反应

不良反应轻,可出现过敏如皮疹等,消化道症状如口干、腹胀、食欲不振、胃肠痉挛、恶心、呕吐、便秘,以及头晕、头痛、乏力等。

（六）禁忌

1.对本品过敏者禁用。

2.肠梗阻、胃肠胀气或便秘等患者禁用。

3.严重脱水者禁用。

4.溃疡性结肠炎的急性发作期患者禁用。

5.假膜性肠炎患者禁用。

6.5 岁以下儿童禁用。

7.伴有高热和脓血便的急性菌痢患者禁用。

（七）注意事项

1.对于伴有肠道感染的腹泻,必须同时应用有效的抗生素治疗。

2.腹泻患者常发生水和电解质丧失,应适当补充水和电解质。

3.用药过程中出现便秘或 48h 仍无效者应停药。

4.本品全部由肝脏代谢,肝功能障碍者,可导致体内药物相对过量,应注意中枢神经系统中毒反应。

5.以下情况应慎用　①严重中毒性腹泻患者。②溃疡性结肠炎患者。③严重肝功能损害者。

6.FDA 对本药的妊娠安全性分级为 B 级。

（八）药物相互作用

尚未发现本品与其他药物同时服用时有相互作用。

（九）规格

颗粒剂:1g:1mg。胶囊剂:1mg:2mg。溶液:1mL:0.2mg。

三、蒙脱石 Smectite

（一）其他名称

必奇、封泻宁、复合硅铝酸盐、司迈特、思克特、思密达。

（二）药理作用

本品具有层纹状结构及非均匀性电荷分布,对消化道内的病毒、病菌及其产生的毒素有固定、抑制作用;对消化道黏膜有覆盖能力,并通过与黏液糖蛋白相互结合,从质和量两方面修复、提高黏膜屏障对攻击因子的防御功能。

（三）适应证

1.用于急慢性腹泻,尤其对儿童急性腹泻治疗效果较好。

2.用于胃食管反流、食管炎、胃炎和结肠炎。

3.胃肠道疾病(如食管、胃、十二指肠、结肠疾病)所致疼痛的辅助治疗。

4.肠易激综合征。

5.肠道菌群失调。

（四）用法用量

1.成人

(1)口服给药:一次 3g,一日 3 次。用于慢性腹泻时,剂量酌减。

(2)保留灌肠:结肠炎和肠易激综合征,一次 3~9g,倒入 50~100mL 温水中充分稀释,一日 1~3 次。

2.儿童　口服给药。1 岁以下,一日 3g,分 3 次服用;1~2 岁,一日 3~6g,分 3 次服用;2 岁以上,一日 6~9g,分 3 次服用。

（五）不良反应

偶见便秘,大便干结。

（六）注意事项

1.将本品倒入 50mL 温水中充分稀释,摇匀服用。

2.服用时间 ①胃炎、结肠炎、肠易激综合征患者宜餐前服用。②腹泻患者宜两餐间服用。③胃食管反流、食管炎患者宜餐后服用。

3.治疗急性腹泻,应注意纠正脱水。

4.除相互作用中提及的药物外,当本品与其他药物合用时,应在服用本品前 1h 服用其他药物。

（七）药物相互作用

1.与诺氟沙星合用可提高对致病性细菌感染的疗效。

2.本品可减轻红霉素的胃肠道反应,提高红霉素的疗效。

3.本品不影响地高辛、阿司匹林、保泰松、氨苄西林及氟哌酸等药物的生物利用度。

（八）规格

散剂:3g。

四、消旋卡多曲 Racecadotril

（一）其他名称

杜拉宝。

（二）药理作用

消旋卡多曲是脑啡肽酶抑制剂。

脑啡肽酶可降解脑啡肽,本品可选择性、可逆性的抑制脑啡肽酶,从而保护内源性脑啡肽免受降解,延长消化道内源性脑啡肽的生理活性,减少水和电解质的过度分泌。口服消旋卡多曲作用于外周脑啡肽酶,不影响中枢神经系统的脑啡肽酶活性,且对胃肠道蠕动和肠道基础分泌无明显影响。

（三）适应证

作为口服补液或静脉补液的辅助治疗,用于 1 月以上婴儿和儿童的急性腹泻。

（四）用法用量

口服,每日 3 次,每次按体重服用 1.5mg/kg。单日总剂量不超过 6mg/kg。连续服用不得超过 7d。必要时给予口服补液或静脉补液。

婴儿服用剂量:1～9 月龄(体重＜9kg),每次 10mg,每日 3 次;9～30 月龄(体重 9～13kg),每次 20mg,每日 3 次。

（五）不良反应

偶见嗜睡、皮疹、便秘、恶心和腹痛等。

（六）禁忌

1.肝肾功能不全者禁用。

2.不能摄入果糖,对葡萄糖或半乳糖吸收不良,缺少蔗糖酶、麦芽糖酶的患者禁用。

3.对消旋卡多曲过敏的患者禁用。

（七）注意事项

1.连续服用本品 5d 后,腹泻症状仍持续者应采用其他治疗方案。

2.本品可以和食物、水或母乳一起服用,注意溶解混合均匀。

3.本品请勿一次服用双倍剂量。

（八）药物相互作用

1.红霉素、酮康唑等 CYP3A4 抑制剂可能减少消旋卡多曲的代谢,增加毒性。

2.利福平等 CYP3A4 诱导剂可能降低消旋卡多曲的抗腹泻作用。

（九）规格

颗粒剂:10mg。口腔崩解片:6mg。

（王艳梅）

第六节　胃肠解痉药

一、东莨菪碱　Scopolamine

（一）其他名称

东莨菪胺、亥俄辛、金玛特、可弥特、使保定。

（二）药理作用

本品为外周作用较强的抗胆碱药,阻断 M 胆碱受体。本品的外周作用较阿托品强而维持时间短,对呼吸中枢具兴奋作用,对相应皮质具抑制作用,能抑制腺体分泌,解除毛细血管痉挛,改善微循环,扩张支气管,解除平滑肌痉挛。

（三）适应证

1.用于全身麻醉前给药、晕动病、震颤麻痹、狂躁性精神病、有机磷农药中毒等。

2.用于抢救极重型流行性乙型脑炎呼吸衰竭(常伴有剧烈频繁的抽搐)。

3.眼部用药主要用于对阿托品过敏或仅需较短时间麻痹睫状肌的患者。

（四）用法用量

1.口服给药　每次 0.2～0.6mg,每日 0.6～1mg;极量:每次 0.6mg,每日 2mg。

2.皮下注射　每次 0.2～0.5mg;极量:每次 0.5mg,每日 1.5mg。

3.静脉滴注　抢救乙型脑炎呼吸衰竭:用 10% 葡萄糖注射液 30mL 稀释后静脉滴注,常用量为 0.02～0.04mg/kg,用药间歇时间一般为 20～30min,用药总量最大达 6.3mg。

4.静脉注射　抢救乙型脑炎呼吸衰竭:以 1mL 含药 0.3mg 的注射液直接静脉注射,常用量为 0.02～0.04mg/kg,用药间歇时间一般为 20～30min,用药总量最大达 6.3mg。

5.经眼给药　0.5% 滴眼液滴眼,次数酌情增减。

（五）不良反应

1.心血管系统　心动过速是常见的不良反应,尤其用量较大时。还有引起低血压的报道。

2.中枢神经系统　大剂量使用时,可引起眩晕、坐立不安、震颤、疲乏和运动困难。经皮肤给药也可引起嗜睡、坐立不安、记忆障碍、幻觉。儿童出现定向力障碍、易激惹、幻觉和震颤的概率比成人高。有引起昏迷、高热、惊厥的报道还有经皮肤给药后导致精神病的报道。

3.消化系统　口干是最常见的不良反应,还可发生便秘。

4.泌尿生殖系统　可引起排尿困难和尿潴留,老年患者尤应注意。

5.眼　长时间用眼部制剂可引起局部刺激,即结膜炎、血管充血、水肿和湿疹性皮炎。此外,也可发生幻视。本品有散瞳作用,可引起视物模糊和畏光。较大剂量时,还可发生睫状体麻痹。经皮肤给药可发生眼睛干涩、发红或瘙痒,还可导致急性闭角型青光眼。有引起瞳孔大小不等及内斜视的报道。

6.皮肤　皮肤贴片外用可引起皮疹、红斑、接触性皮炎等。

7.戒断症状　某些患者停用东莨菪碱皮肤贴片后出现戒断症状,包括眩晕、恶心、呕吐、头痛和平衡障碍。用药超过 3d 者,这些戒断症状较常见。

（六）禁忌

1.对本品有过敏史者禁用。

2.青光眼患者禁用。

3.前列腺肥大者禁用。

（七）注意事项

1.为避免经眼给药时引起全身吸收,可在滴眼后用手指在泪囊上加压 2～3min。

2.用药前应估计前房深度,避免诱发闭角型青光眼。

3.用于眼科时,本品的毒性反应发生率较其他抗胆碱药高,故不宜作为首选药物。

4.用药期间避免驾驶或从事有危险的活动。

5.以下情况应慎用　①儿童和老年患者。②充血性心力衰竭、冠心病、高血压、心动过速患者。③甲状腺功能亢进患者。④回肠造口术后或结肠造口术后。⑤轻度肝脏或肾脏疾病。

6.FDA 对本药的妊娠安全性分级为 C 级。

（八）药物相互作用

1.普鲁卡因胺与本品同用,可能对房室结传导产生相加的抗迷走神经作用。

2.对于晕动病,预防性用药效果好,与苯海拉明合用可增加疗效。

3.本品与西沙必利同用时,会抵消西沙必利的胃肠动力作用,使西沙必利失效。

（九）规格

片剂:0.2mg;0.3mg。注射液:1mL:0.3mg;1mL:0.5mg。滴眼液:0.5%。眼膏:0.15%;0.5%;1%。贴片:每贴含 1.5mg。

二、山莨菪碱 Anisodamine

（一）其他名称

京通泰、氢溴酸山莨菪碱、盐酸山莨菪碱。

（二）药理作用

本品是我国从茄科植物山莨菪中分离出的生物碱,现临床常用制剂为人工合成的山莨菪碱氢溴酸盐。本品是作用于 M 胆碱受体的抗胆碱药,有明显外周抗胆碱作用,作用与阿托品相似或稍弱,能松弛平滑肌,解除微血管痉挛,故有镇痛和改善微循环作用。其扩瞳和抑制腺体分泌的作用是阿托品的 $1/20～1/10$。因不能通过血脑屏障,故中枢作用较弱。与阿托品相比,具有选择性较高、毒副作用较低的优点。

（三）适应证

1.用于缓解胃肠道、胆管、胰管、输尿管等痉挛引起的绞痛。

2.用于感染中毒性休克(如暴发型流行性脑脊髓膜炎、中毒性痢疾等)。

3.用于血管痉挛和栓塞引起的循环障碍(如脑血栓、脑栓塞、脑血管痉挛、血管神经性头痛、血栓闭塞性脉管炎等）。

4.用于抢救有机磷农药中毒。

5.用于各种神经痛（如三叉神经痛、坐骨神经痛等）。

6.用于眩晕症。

7.用于眼底疾病（如中心性视网膜炎、视网膜色素变性、视网膜动脉血栓等）。

8.用于突发性耳聋。

（四）用法用量

1.成人

（1）口服给药：①一般用法：一次 5～10mg，一日 3 次。②胃肠道痉挛绞痛：服用本品氢溴酸盐，一次 5mg，疼痛时服，必要时 4h 后可重复 1 次。

（2）肌肉注射：①一般慢性疾病：一次 5～10mg，一日 1～2 次，可连用 1 个月以上。②严重三叉神经痛：必要时可加大剂量至一次 5～20mg。

（3）静脉注射：①抢救感染中毒性休克：根据病情决定剂量。一次 10～40mg，需要时每隔 10～30min 重复给药，随病情好转逐渐延长给药间隔时间，直至停药。如病情无好转可加量。②血栓闭塞性脉管炎：一次 10～15mg，一日 1 次。

（4）静脉滴注：治疗脑血栓，一日 30～40mg，加入 5% 葡萄糖注射液中滴注。

2.儿童　静脉注射用于抢救感染中毒性休克，一次 0.3～2mg/kg。其余参见成人"静脉注射"项下内容。

（五）不良反应

1.常见口干、面红、轻度扩瞳、视近物模糊等。

2.少见有心率加快及排尿困难，多在 1～3h 消失，长期应用无蓄积中毒。

3.用量过大时可出现阿托品样中毒症状

（六）禁忌

1.对本品过敏者。

2.颅内压增高者。

3.出血性疾病（如脑出血急性期等）患者。

4.青光眼患者。

5.前列腺增生者。

6.尿潴留者。

7.哺乳期妇女。

（七）注意事项

1.本品不宜与地西泮在同一注射器中应用，为配伍禁忌。

2.皮肤或黏膜局部使用本品，无刺激性。

3.本品可延长胃排空时间，故能增加很多药物的吸收率，使发生不良反应的危险性增加。

4.治疗感染性休克时，在应用本品的同时，其他治疗措施（如与抗菌药合用）不能减少。

5.若口干明显时可口含酸梅或维生素 C 缓解。静脉滴注过程中，若排尿困难，可肌肉注射新斯的明 0.5～1mg 或氢溴酸加兰他敏 2.5～5mg 以解除症状。

6.以下情况应慎用　①严重心力衰竭者。②心律失常患者。③严重肺功能不全者。

（八）药物相互作用

1. 盐酸哌替啶与本品合用可增强抗胆碱作用。

2. 维生素 K 与本品合用治疗黄疸型肝炎，在降低氨基转移酶、消退黄疸方面优于常规治疗。

3. 本品可拮抗西沙必利对胃肠道的动力作用。

4. 因为本品阻断 M 受体，减少唾液分泌，可使舌下含化的硝酸甘油、戊四硝酯、硝酸异山梨酯的崩解减慢，从而影响吸收，作用减弱。

5. 与甲氧氯普胺、多潘立酮等合用，各自的效用降低。

6. 本品可拮抗去甲肾上腺素所致的血管痉挛。

7. 本品可拮抗毛果芸香碱的促分泌作用，但抑制强度低于阿托品。

8. 本品可减少抗结核药的肝损害。

（九）规格

片剂：5mg；10mg。注射液：1mL：5mg；1mL：10mg；1mL：20mg。氢溴酸山莨菪碱片：5mg。氢溴酸山莨菪碱注射液：5mg。

三、阿托品 Atropine

（一）其他名称

迪善、颠茄碱。

（二）药理作用

本品为抗 M 胆碱受体药，具有松弛内脏平滑肌的作用，从而解除平滑肌痉挛，缓解或消除胃肠平滑肌痉挛所致的绞痛，对膀胱逼尿肌、胆管、输尿管、支气管都有解痉作用，但对子宫平滑肌的影响较少。虽然可透过胎盘屏障，但对胎儿无明显影响，也不抑制新生儿呼吸治疗剂量时，对正常活动的平滑肌影响较小，但对过度活动或痉挛的内脏平滑肌则有显著的解痉作用。大剂量可抑制胃酸分泌，但对胃酸浓度、胃蛋内酶和黏液的分泌影响很小。随用药剂量增加可依次出现如下反应：腺体分泌减少、瞳孔扩大和调节麻痹、心率加快、膀胱和胃肠道平滑肌的兴奋性降低、胃液分泌抑制；中毒剂量则出现中枢症状。本品对心脏、肠和支气管平滑肌的作用比其他颠茄生物碱更强、更持久。麻醉前用药可减少麻醉过程中支气管黏液分泌，预防术后引起肺炎，并可消除吗啡对呼吸的抑制。经眼给药时，可阻断眼部 M 胆碱受体，从而使瞳孔括约肌和睫状肌松弛，形成扩瞳。

（三）适应证

1. 用于多种内脏绞痛。对胃肠绞痛、膀胱刺激症状（如尿频、尿急等）疗效较好，但对胆绞痛或肾绞痛疗效较差。

2. 用于迷走神经过度兴奋所致的窦房传导阻滞、房室传导阻滞等缓慢性心律失常，也可用于继发于窦房结功能低下而出现的室性异位节律。

3. 用于抗休克　①改善微循环，治疗严重心动过缓、晕厥合并颈动脉窦反射亢进以及I度房室传导阻滞。②治疗革兰阴性杆菌引起的感染中毒性休克（中毒性痢疾休克、肺炎休克等）。

4. 作为解毒剂，可用于锑剂中毒引起的阿—斯综合征、有机磷农药中毒、氨基甲酸酯类农药中毒、急性毒蕈碱中毒、乌头中毒、钙通道阻滞药过量引起的心动过缓。

5. 用于麻醉前以抑制腺体分泌，特别是呼吸道黏液分泌。

6.可减轻帕金森病患者的强直及震颤症状,并能控制其流涎及出汗过多。

7.眼用制剂可用于 ①葡萄膜炎(包括虹膜睫状体炎)。②检查眼底前、儿童验光配镜屈光度检查前及白内障手术前后的散瞳。③弱视和斜视的压抑疗法。

(四)用法用量

1.成人

(1)口服给药:一次 0.3～0.6mg,一日 3 次。极量:一次 1mg,一日 3 次。

(2)静脉注射:①一般情况:一次 0.3～0.5mg,一日 0.5～3mg。一次用药的极量为 2mg。②抗休克:一次 1～2mg,或 0.02～0.05mg/kg,用 50% 葡萄糖注射液稀释后于 5～10min 注射,每 15～30min1 次,2～3 次后如情况未好转可逐渐增加用量,直到患者面色潮红、四肢温暖、瞳孔中度散大,收缩压在 10kPa(75mmHg)以上时,逐渐减量至停药。③抗心律失常:一次 0.5～1mg,按需可每 1～2h1 次,最大用量为 2mg。④解毒:锑剂引起的阿—斯综合征:一次 1～2mg,15～30min 后再注射 1mg,如患者未再发作,按需每 3～4h 皮下或肌肉注射 1mg。有机磷农药中毒:一次 1～2mg(严重有机磷农药中毒时可加大 5～10 倍),每 10～20min 重复 1 次,至紫绀消失,继续用药至病情稳定后用维持量,有时需连用 2～3 日。

(3)静脉滴注:抗休克改善微循环:一次 0.02～0.05mg/kg,用葡萄糖注射液稀释后滴注。

(4)肌肉注射:①一般情况:参见"静脉注射"项下相关内容。②麻醉前用药:术前 0.5～1h 给予,单次 0.5mg。③解毒:锑剂引起的阿—斯综合征:参见"静脉注射"项下相关内容。有机磷农药中毒:参见"静脉注射"项下相关内容。乌头中毒及钙通道阻滞药过量中毒:一次 0.5～1mg,每 1～4h1 次,至中毒症状缓解。

(5)皮下注射:①一般情况:参见"静脉注射"项下相关内容。②缓解内脏绞痛:一次 0.5mg。③麻醉前用药:单次 0.5mg。④解毒:参见"静脉注射"项下相关内容。

(6)经眼给药:①眼用凝胶:滴入结膜囊,一次 1 滴,一日 3 次。②滴眼液:滴入结膜囊,一次 1 滴,一日 1～2 次。③眼膏:用细玻璃棒涂少许在下穹隆,一日 1～2 次。

2.儿童

(1)口服给药:一次 0.01mg/kg,每 4～6h1 次。

(2)静脉注射:①抗心律失常:一次 0.01～0.03mg/kg。②抗休克:改善微循环:一次 0.03～0.05mg/kg。抢救感染中毒性休克:一次 0.03～0.05mg/kg,每 15～30min1 次,2～3 次后如情况未好转可逐渐增加用量,至情况好转后即减量或停药。

(3)皮下注射:麻醉前用药:体重 3kg 以下,单次 0.1mg;7～9kg,单次 0.2mg;12～16kg,单次 0.3mg;20～27kg,单次 0.4mg;32kg 以上,单次 0.5mg。

(4)经眼给药:①滴眼液:验光,检查前 1～3d 给予,一次 1 滴,一日 2 次。②眼膏:葡萄膜炎:用细玻璃棒涂少许在下穹隆,一日 1～3 次。验光:检查前 1～3d 给予,用细玻璃棒涂少许在下穹隆,一日 3 次。

(五)不良反应

1.常见便秘、出汗减少(排汗受阻可致高热)、口鼻咽喉干燥、视物模糊、皮肤潮红、排尿困难(尤其是老年患者有发生急性尿潴留的危险)、胃肠动力低下、胃—食管反流。

2.少见眼压升高、过敏性皮疹或疱疹。

3.眼部用药后可出现皮肤黏膜干燥发热、面部潮红、心动过速、视物模糊、短暂的眼部烧灼感和刺痛、畏光、眼睑肿胀等,少数患者眼睑出现瘙痒、红肿、结膜充血等过敏反应。

（六）禁忌

1. 对本品或其他抗胆碱药过敏者。

2. 青光眼患者。

3. 前列腺增生患者。

4. 高热患者。

5. 急性五氯酚钠中毒者。

（七）注意事项

1. 20 岁以上患者存在潜隐性青光眼时，使用本品有诱发的危险。

2. 本品对正常眼压无明显影响，但对眼压异常或闭角、浅前房眼患者，应用后可使眼压明显升高而有激发青光眼急性发作的危险。角膜穿孔或有穿孔倾向的角膜溃疡患者慎用本品眼用制剂。

3. 前列腺增生引起的尿路感染（膀胱张力减低）及尿路阻塞性疾病的患者，使用本品后可导致完全性尿潴留。

4. 本品静脉注射宜缓慢。小量反复多次给药，虽可提高对部分不良反应的耐受，但同时疗效也随之减弱。

5. 由于用本品治疗儿童屈光不正时可出现毒性反应，故儿童用药宜选用眼膏，或浓度较低的滴眼液（如选 0.5% 的溶液而不用 1% 的溶液），以减少全身性吸收。用药后立即将过多的药液或药膏拭去。滴眼时压迫泪囊部以防吸收中毒。

6. 本品用于验光时因其作用持续过长，扩瞳可维持 1～2 周，调节麻痹也可维持 2～3d，故现已被作用持续时间较短的合成代用品取代。只有儿童验光配眼镜时仍用，因儿童的睫状肌调节功能较强，须发挥充分的调节麻痹作用。

7. 本品用于幼儿、先天愚型患者、脑损害或痉挛状态患者时，应经常按需调整用量。

8. 用于缓慢性心律失常时，需谨慎调整本品剂量。剂量过大则引起心率加快，增加心肌耗氧量，并有引起室颤的危险。

9. 用药后可出现视物模糊（尤其是看近物体时），此时应避免驾驶、操作机器和进行其他任何有危险的活动。

10. 使用眼用制剂后瞳孔散大畏光，可在阳光和强烈灯光下戴太阳眼镜。

11. 本品长期滴眼引起局部过敏反应时，应立即停药，改用后马托品或东莨菪碱等。

12. 一般情况下，本品口服极量为一次 1mg；皮下或静脉注射极量为一次 2mg。用于抢救感染性中毒性休克、治疗锑引起的阿—斯综合征和有机磷农药中毒时，往往需用至接近中毒的大剂量，使之达到有效阿托品化，此时即出现瞳孔中度散大、面颊潮红、口干、心率加快、轻度不安等症状，此为正常的治疗反应。治疗有机磷农药中毒所需阿托品化剂量、维持量及总量与毒物种类、中毒程度、染毒途径、急救时机、合用的胆碱酯酶复活药、并发症、年龄及个体差异有关，用药期间须密切观察病情变化，及时调整剂量。

13. 治疗有机磷农药中毒时初量宜大，2～10mg 静脉小壶给入，每隔 10～20min1 次。出现阿托品化现象时（即上述轻度阿托品中毒表现）即减量维持，不可突然停药，以免症状反跳。

14. FDA 对本药的妊娠安全性分级为 C 级。

（八）药物相互作用

1. 与异烟肼合用，本品的抗胆碱作用增强。

2.与盐酸哌替啶合用,有协同解痉和止痛作用。

3.与奎尼丁合用,可增强本品对迷走神经的抑制作用。

4.胆碱酯酶复活药(碘解磷定、氯解磷定等)与本品有互补作用,合用时可减少本品用量和不良反应,增强治疗有机磷农药中毒的疗效。

5.抗组胺药可增强本品的外周和中枢效应,也可加重口干或一过性声音嘶哑、尿潴留及眼压增高等不良反应。

6.氯丙嗪可增强本品致口干、视物模糊、尿潴留及促发青光眼等不良反应。

7.与金刚烷胺、吩噻嗪类药、扑米酮、普鲁卡因胺、三环类抗抑郁药合用,可增强本品的不良反应。

8.与碱化尿液的药物(包括含镁或钙的制酸药、碳酸酐酶抑制药、碳酸氢钠、枸橼酸盐等)合用时,本品排泄延迟,作用时间和(或)毒性增加。

9.与单胺氧化酶抑制药(包括呋喃唑酮、丙卡巴肼等)合用时,可发生兴奋、震颤或心悸等不良反应,必须合用时本品应减量。

10.本品可增加地高辛、维生素 B_2、镁离子的吸收。本品中毒忌用硫酸镁导泻。

11.本品可加重胺碘酮所致心动过缓。

12.普萘洛尔可拮抗本品所致心动过速。

13.地西泮、苯巴比妥钠可拮抗本品的中枢兴奋作用。

14.含重金属离子的药物与本品合用易产生沉淀或变色反应,从而减弱药效。

15.本品可拮抗丹参、人参的降压作用,且可部分拮抗罗布麻的降压作用。

16.本品可解除槟榔中毒所致的毒蕈碱反应。

17.本品可抑制麻黄的升压和发汗作用。

18.本品可拮抗巴豆致肠痉挛的作用。

19.本品可缓解大黄致腹痛和腹泻的作用。

20.本品可使左旋多巴吸收量减少。

21.在使用本品的情况下,舌下含化硝酸甘油、戊四硝酯、硝酸异山梨酯的作用可减弱。因本品阻断了 M 受体,减少唾液分泌,使舌下含化的硝酸甘油等崩解减慢,从而影响其吸收。

22.甲氧氯普胺对食管下端括约肌的影响与本品相反,本品可逆转甲氧氯普胺引起的食管下端张力升高;反之,甲氧氯普胺可逆转本品引起的食管下端张力降低。

23.抗酸药能干扰本品的吸收,故两者合用时宜分开服用。

(九)规格

片剂:0.3mg。注射液:1mL:0.5mg;1mL:1mg;1mL:2mg;1mL:5mg;2mL:1mg;2mL:5mg;2mL:10mg;2mL:20mg。滴眼液:10mL:50mg;10mL:100mg,眼膏:0.5%;1%;2%;3%。眼用凝胶:5g:50mg。

四、匹维溴铵 Pinaverium Bromide

(一)其他名称

吡唑利乌、溴藜蒎吗啉。

(二)药理作用

匹维溴铵是作用于胃肠道的解痉剂,它是一种钙离子通道拮抗剂,通过抑制钙离子流入肠道平滑肌细胞发挥作用。动物实验中观察到,匹维溴铵可以直接或间接地减低致敏性传入的刺激作用。匹维溴铵没有抗胆碱能作用,也没有对心血管系统的副作用。

(三)适应证

1.用于肠易激综合征相关症状(如腹痛、排便紊乱和肠道不适)的对症治疗。

2.用于与胆道功能障碍有关的疼痛及胆囊运动障碍。

3.用于钡剂灌肠前准备。

(四)用法用量

口服给药。

1.一般剂量 一次 50mg,一日 3 次,进餐时服用。必要时,一次剂量可达 100mg,一日可达 300mg。

2.用于钡灌肠准备时 检查前 3d 起一次 100mg,一日 2 次,在检查当日清晨再口服 100mg。

(五)不良反应

本药耐受性良好,少数患者有腹部不适、腹痛、腹泻或便秘,偶见皮疹或瘙痒。

(六)禁忌

孕妇及儿童禁用。

(七)注意事项

1.本品应整片吞服,切勿掰碎、咀嚼或含化药片,同时宜进餐时服用,不宜睡前吞服。

2.本品无明显的抗胆碱能不良反应,故可用于前列腺增生、尿潴留和青光眼患者的肠易激综合征。

(八)药物相互作用

体外研究表明,本品对氯化钡、乙酰胆碱、去甲肾上腺素和卡巴胆碱引起的平滑肌收缩有剂量依赖性的抑制作用。

(九)规格

片剂:50mg。

五、奥替溴铵 Otilonium Bromide

(一)其他名称

施巴敏、斯巴敏、屋替罗龙。

(二)药理作用

本品系胃肠解痉药,对于消化道平滑肌具有选择性和强烈的解痉挛作用,因此适用于所有的运动功能亢进、不同原因和不同部位以及由于平滑肌纤维病理性萎缩引起的痉挛反应。

(三)适应证

用于肠易激综合征、胃肠痉挛性疼痛。

(四)用法用量

口服,一次 40mg,一日 2～3 次。

(五)不良反应

临床剂量下尚未发现不良反应。

（六）禁忌

对本品过敏者禁用。

（七）注意事项

以下情况应慎用：①青光眼患者。②前列腺增生者。③幽门狭窄患者。

（八）药物相互作用

尚不明确。

（九）规格

片剂：40mg。

六、美贝维林 Mebeverine

（一）其他名称

杜适林、麦皮凡林、Duopatdin。

（二）药理作用

本品是一亲肌性解痉药，直接作用于胃肠道平滑肌解除痉挛症状，同时不影响正常肠运动。该作用不通过自主神经系统，因此，无抗胆碱作用，因而本品也适用于前列腺肥大和青光眼患者。

（三）适应证

对症治疗由肠易激综合征引起的腹痛痉挛、肠功能紊乱和肠部不适，治疗由于器质性疾病继发引起的肠痉挛。

（四）用法用量

1. 成人口服　片剂，每次 135mg，每日 3 次；混悬液，每次 150mg，每日 3 次。

2. 儿童口服　10 岁以上同成人；9～10 岁者，混悬液每次 100mg，每日 3 次；4～8 岁者，混悬液每次 50mg，每日 3 次；3 岁者，混悬液每次 25mg，每日 3 次。

（五）不良反应

偶有过敏反应的报道，主要表现为皮疹和荨麻疹。

（六）禁忌

1. 对本品过敏者禁用。

2. 肠梗阻患者禁用。

3. 粪便嵌塞和结肠弛缓（如老年巨结肠症）患者禁用。

4. 严重肝功能不全者禁用。

（七）注意事项

1. 片剂宜于餐前 20min 服用，并应整片吞服，勿咀嚼。

2. 应注意对驾驶及操作机械者精神运动能力的影响。

3. 轻中度肝肾功能不全者慎用。囊性纤维化者及心脏疾病患者慎用。

4. 动物实验未显示胚胎毒性，尚无孕妇用药安全性资料，孕妇慎用。

5. 本品混悬液中含有苯甲酸，故勿接触眼、皮肤及其他黏膜。

6. 药物过量可引起中枢神经系统应激反应，无特异性解救药，建议洗胃及对症处理。

（八）规格

片剂：135mg。

（王艳梅）

第三章　消化系统常见症状与体征

第一节　慢性腹痛

腹痛为患者就诊最常见的症状之一。临床上根据腹痛的起病缓急、病程长短等分为急性腹痛和慢性腹痛。慢性腹痛是指起病缓慢、病程长,或急性发病后时发时愈的腹痛。

临床上对于慢性腹痛病例的诊断与鉴别诊断,首先可参考下列几方面的临床表现。

一、既往史

患者的急性阑尾炎、急性胆囊炎、急性胰腺炎、腹部手术等病史,对提供慢性腹痛的病因诊断有帮助,但仍须注意有无慢性腹痛的其他原因并存。

二、腹痛的部位

慢性腹痛患者就诊时通常能明确指出腹痛的部位,这对病变的定位有一定的意义。

三、腹痛的性质

溃疡病多呈节律性周期性中上腹痛;肝癌的疼痛常呈进行性加剧;肠寄生虫病多为发作性隐痛或绞痛,常可自行缓解;结肠、直肠疾病常为阵发性痉挛性腹痛,排便后疼痛常可缓解。直肠炎也常伴有里急后重。

四、腹痛与体位的关系

胃黏膜脱垂症患者左侧卧位常可使疼痛减轻或缓解,而右侧卧位可使疼痛加剧;胃下垂、肾下垂与游走肾患者,站立过久及运动后疼痛出现或加剧,仰卧或垫高髋部仰卧时减轻或消失;胰体部疾病患者仰卧时疼痛加剧,在前倾坐位或俯卧位时减轻;膈疝患者的上腹痛在餐后卧位时出现,而在站立位时缓解;良性十二指肠梗阻或胰体癌时上腹胀痛可于俯卧位时缓解。

五、腹痛与其他症状的关系

1. 慢性腹痛伴有发热　提示有炎症、脓肿或恶性肿瘤的可能性。

2. 慢性腹痛伴有呕吐　呕吐胃内容物,伴有宿食,伴或不伴有胆汁,常见于胃十二指肠的梗阻性病变,如消化性溃疡病合并梗阻、胃黏膜脱垂症、胃癌、十二指肠壅积症、胰腺肿瘤等。反射性呕吐可见于慢性胆道疾病、慢性盆腔疾病等。

3. 慢性腹痛伴有腹泻　多见于肠道慢性炎症,也可见于慢性肝与胰腺疾病。

4. 慢性腹痛伴有血便　脓血便者应多考虑慢性感染性肠炎(如慢性痢疾等)与慢性非特异性肠炎(如溃疡性结肠炎等);便血者应注意肠肿瘤、肠结核、炎症性肠病等。

5. 慢性腹痛伴有包块　应注意炎症性包块、肿瘤、胃黏膜脱垂症、痉挛性结肠、慢性脏器扭转等疾病。

根据慢性腹痛的部位与特点,结合有关的病史、体征、实验室检查与器械检查,如大便常规＋隐血、胃液分析、十二指肠引流液、血清生化学检查和超声检查、各种方式的X线检查、电子胃镜与结肠镜、胶囊内镜、双气囊小肠镜、电子计算机X线体层扫描(CT)、磁共振(MRI)、正电子发射体层扫描(PET)检查等,必要时实行腹腔镜或剖腹探查,进行全面分析,对疑难慢性腹痛患者可作出正确的诊断。

从临床实际出发,根据疾病最常出现疼痛的位置,将慢性腹痛进行分类(表3-1)。这种分类有缺点存在,不少疾病的疼痛可不只在一个部位出现,甚至可变换部位。

表3-1　慢性腹痛的分类

(一)慢性右上腹痛	(三)慢性左上腹痛
1.肝疾病	1.胰腺疾病
(1)慢性病毒性肝炎	2.结肠癌
(2)原发性肝癌	3.脾(肝)曲综合征
(3)慢性肝脓肿	4.慢性脾周围炎
2.慢性胆道疾病	(四)慢性左、右腰腹痛
(1)胆囊位置与形态异常	1.肾下垂与游走肾
(2)胆道运动功能障碍	2.慢性肾盂肾炎与泌尿系结石
(3)胆囊胆固醇病	3.结肠癌
(4)石灰胆汁	(五)慢性右下腹痛
(5)慢性胆囊炎、胆囊结石	1.慢性痢疾
(6)胆囊息肉样变	2.慢性阑尾炎
(7)胆囊切除术后综合征	3.肠结核
(8)原发性胆囊癌	4.阑尾结核
3.肝曲部结肠癌	5.克罗恩病
4.肝(脾)曲综合征、空肠综合征	6.白塞病
(二)慢性中上腹痛	7.盲肠癌
1.食管疾病	8.慢性右侧输卵管卵巢炎
(1)食管裂孔疝	(六)慢性下腹痛
(2)贲门部癌	1.慢性膀胱炎
(3)胃食管反流病	2.慢性前列腺炎、精囊炎
(4)食管贲门失弛缓症	3.慢性盆腔炎
2.胃、十二指肠疾病	(七)慢性左下腹痛
(1)溃疡病(胃、十二指肠溃疡)	1.慢性细菌性痢疾
(2)慢性胃炎	2.溃疡性结肠炎
(3)胃癌	3.直肠、乙状结肠癌
(4)胃黏膜脱垂症	4.结肠憩室与憩室炎
(5)胃下垂	5.慢性左侧输卵管卵巢炎
(6)少见的胃部疾病	(八)慢性广泛性与不定位性腹痛
(7)功能性消化不良	1.结核性腹膜炎
(8)十二指肠憩室与憩室炎	2.腹型恶性淋巴瘤

（续表）

(9)慢性非特异性十二指肠炎	3.消化道多发性息肉综合征
(10)良性十二指肠梗阻	4.腹型肺吸虫病
(11)十二指肠结核	5.胃肠血吸虫病
(12)原发性十二指肠癌	6.腹膜粘连
3.胰腺疾病	7.腹膜癌病
(1)慢性胰腺炎	8.慢性假性肠梗阻
(2)胰腺癌,壶腹周围癌	9.血卟啉病
(3)胰腺结核	10.肠寄生虫病
(4)异位胰	11.腹型过敏性紫癜
(5)胰管结石	12.内分泌功能紊乱
4.空、回肠憩室与憩室炎	13.系统性肥大细胞增多症
5.原发性小肠肿瘤	14.结缔组织病
6.肠系膜淋巴结结核	15.Castleman 病
7.肠系膜动脉硬化	16.肠易激综合征
8.腹主动脉瘤	17.功能性腹痛

六、慢性广泛性与不定位性腹痛

(一)结核性腹膜炎

结核性腹膜炎是临床常见病之一,可发生于任何年龄,以 21～30 岁为多见。本病是继发性,原发病灶最多为肠系膜淋巴结结核、肠结核、输卵管结核、肺结核、胸膜结核等。

本病在病理学上可区分为渗出型、粘连型与干酪型 3 种类型,干酪型病情较重。本病起病可急可缓,缓起者占大多数。主要症状是发热、腹部包块、腹痛、腹泻,有时腹泻与便秘相交替。腹痛多呈持续性隐痛或钝痛,粘连型有时可出现剧烈的阵发性绞痛。约 1/3 病例有腹水征。

(二)腹型恶性淋巴瘤

腹部恶性淋巴瘤以发生于小肠者最多,也常引起慢性腹痛,多为钝痛或隐痛。如发生不完全性肠梗阻,则引起阵发性肠绞痛。本病主要须与癌性腹膜炎及结核性腹膜炎相鉴别,往往须经探查方能明确鉴别。

(三)消化道多发性息肉综合征

Peutz－Jeghers 综合征即色素沉着息肉综合征,约 40% 有家族史。癌变率 2%～3.8%,可引起肠套叠、肠梗阻等并发症。

Canada－Cronkhite 综合征即卡纳达－克朗凯特综合征,常以慢性隐性腹痛为临床特点。本病特征为:①胃肠道错构瘤息肉病;②有外胚层病变(如脱发、指甲萎缩);③无家族史;④成年发病。

Gardner 综合征(即加德纳综合征)三联征为:①大肠多发性息肉病;②骨瘤;③皮肤及皮下组织病变。本病为罕见的常染色体显性遗传疾病,肠外病变以皮肤及软组织肿瘤最多见,骨瘤次之。

(四)腹型肺吸虫病

腹型肺吸虫病症状以腹痛为主,有时腹部可触及肿块,可伴有腹泻、便血。当肺吸虫病患者有腹痛、压痛或肿块等症状时,应警惕腹型肺吸虫病的可能。如经肺吸虫病药物治疗无效,可考虑剖腹探查。

（五）胃肠血吸虫病

患者常有腹部隐痛，一旦出现剧痛，应考虑并发症存在。大肠血吸虫病癌变并发率高，癌破溃时有脓血便。

（六）腹膜粘连

手术后引起的肠粘连很常见，外伤后或腹膜炎后也常发生肠粘连。粘连程度可轻可重，轻者可无症状或仅有轻微的腹部不适，重者可发生机械性肠梗阻。腹膜粘连的腹痛，严重时为绞痛性，多在食后发作，发作时腹部听诊可发现肠鸣音亢进。X线或腹腔镜检查有助于诊断。

（七）腹膜癌病

腹膜癌病是继发性，也可引起腹痛，但一般程度较轻。

（八）慢性假性肠梗阻

假性肠梗阻是一种无机械性肠腔阻塞而具有肠梗阻症状和体征的无效性肠推进运动造成的临床综合征，可呈急性或慢性起病。发病机制尚未明了。

慢性病例可为原发性或继发性。原发性者又称为慢性特发性假性肠梗阻（CIIP），继发性者则继发于进行性系统性硬皮病（PSS）、淀粉样变、Cha－gas病、使用某些药物如氯丙嗪后等。CIIP病程长，亦未发现有基础病，主要临床表现为中、上腹痛，腹胀，体重减轻，便秘或腹泻、呕吐等。腹部X线平片显示小肠和（或）结肠扩张，严重者可见液平面。

（九）血卟啉病

血卟啉病也可反复出现腹部疼痛，持续时间由几小时至数天甚至数周不等。间隔期可长可短。

（十）肠寄生虫病

钩虫、蛔虫、绦虫、姜片虫、粪类圆线虫、长膜壳绦虫等肠道寄生虫均可引起慢性不定位腹痛，腹痛性质可为隐痛或绞痛；后者由蛔虫性肠梗阻引起。

（十一）腹型过敏性紫癜

腹型过敏性紫癜可反复出现不定位的腹部疼痛。

（十二）内分泌功能紊乱

垂体前叶功能减退症与慢性肾上腺皮质功能减退症均可出现痉挛性腹痛。甲状旁腺功能亢进或减退症也可引起不同程度的痉挛性腹痛，有时与消化性溃疡病腹痛相似，但前者一般无规律性。

（十三）系统性肥大细胞增多症

系统性肥大细胞增多症亦称系统性肥大细胞病，病因不明。组织肥大细胞分布于全身各种组织，故患病时症状繁多。本病主要临床表现有①皮肤症状：皮肤潮红、色素性荨麻疹等；②消化系症状：恶心、呕吐、腹痛、腹泻等，常伴有肝大；③心血管症状：心动过速、低血压等；④其他症状：发热、头痛、乏力、贫血、抽搐等。反复发作的不明原因腹痛（可蔓延及全腹）提示本病诊断的可能。骨髓呈组织嗜碱性细胞增生，血和尿液组胺浓度明显增高，可确定诊断。

（十四）结缔组织病

结节性多动脉炎引起腹痛者常见。系统性红斑狼疮约50%病例有腹痛，部位大多局限于脐周。

（十五）Castleman病

Castleman病是一种临床较为罕见的疾病，极易误诊。组织学特点主要为血管玻璃体样改变的血管透明型（HV型），以浆细胞增生为主的浆细胞型（PC型）及混合型（MIX型）。主要以间歇性腹痛伴反复不完全性肠梗阻为特点（肠镜检查未发现异常），查体腹部无肿块，仅有压痛。腹腔淋巴结行免疫组化可确诊Castleman病。

（十六）肠易激综合征

肠易激综合征是一组包括腹痛、腹胀、排便习惯和大便形状异常，常伴有黏液便，持续存在或反复发作，而又缺乏形态学和生化学异常者的症候群，其发病原因尚未完全明了。病程呈慢性经过，常长期反复发作，但对患者健康情况一般无大影响。主要症状是阵发性痉挛性肠绞痛，部位通常在左下腹与下腹部，而甚少在脐周。情绪激动、劳累可诱发腹痛发作，排气或排便后症状缓解。腹痛发作时常伴有大便形状和（或）次数的改变，可表现为便秘或腹泻，或便秘与腹泻交替。结肠镜检查、X线钡剂灌肠检查正常或仅见局部肠痉挛而无其他异常。值得注意的是，本病的诊断需先排除其他消化系统和全身器质性疾病所致的这一症候群。

（十七）功能性腹痛

功能性腹痛综合征（FAPS）是一种以腹痛为主要表现、与胃肠道功能异常无关或关系不大的功能性疾病。国外流行病学研究报道其发病率为 $0.5\%\sim2\%$，女性患者多见。在"罗马Ⅲ标准"中，FAPS患者的总病程为确立诊断前症状出现至少6个月，目前符合FAPS诊断标准的症状持续存在超过3个月。FAPS的诊断必须符合以下所有条件：①持续或近乎基本持续的腹痛；②疼痛与生理事件（如进食、排便或月经）无关或仅偶尔有关；③日常活动能力部分丧失；④疼痛并非伪装（如诈病）；⑤症状不满足其他能解释疼痛的功能性胃肠病的诊断标准。

由于排除诊断较繁琐，且消耗大量医疗资源，对符合上述FAPS诊断标准、临床上找不到其他能解释其症状的疾病且无报警症状的患者，目前国外多建议采用经济的排除诊断方法，主要检查内容包括血常规、红细胞沉降率、血生化、C反应蛋白和大便隐血。

在治疗上要建立成功的医患关系并制定治疗计划。如果疼痛持续存在并且严重，有中枢镇痛作用的影响精神行为的药物（例如三环类抗抑郁药物［TCAs］如阿米替林，或选择性5-羟色胺再摄取抑制药［SSRIs］如氟西汀）可能有所帮助。心理干预作为治疗疼痛并减轻症状的方法是最好的治疗措施。

（王燕君）

第二节　消化不良

一、流行病学

消化不良影响了全球1/4以上的人口。尽管很多患者的消化不良症状可以改善或缓解，但是一半以上患者慢性间断发作，其中大部分患者最终会去寻求药物治疗。据国外统计，1995年，在美国市场上用于治疗消化不良的处方药物达1.3亿美元，据估计每年每人用于诊治消化不良的费用为230～430美元。

纵向研究提示，仅有不到一半患者的消化不良症状会随时间改善或缓解。病史较长、受教育程度低或有心理社会应激的患者症状缓解的概率较低。消化不良的发病率在女性中略高，而且随年龄增长而下降。每年有 $1\%\sim6\%$ 既往无消化不良症状的人群会新发消化不良症状。

二、定义

"消化不良"这一术语用于描述各类不同的上腹部症状。患者很少真的使用消化不良来描述他们的腹部症状，而更常使用诸如"不适""疼痛""反酸""胀气""胀满""烧灼感"或"不消化"等字眼。

功能性消化不良（functional dyspepsia，FD）不是一个症状，而是一组症状。每个患者各不相同，在不同的情况下出现。消化不良通常是指上腹部出现的疼痛或不适，可同时伴有胀气、早饱、餐后胀满感、恶心、纳差、胃灼热、反胃和嗳气，患者常常主诉数个症状。即使在临床研究中，消化不良的定义也各不相同，影响了研究进展。对于功能性胃肠道疾病有一个全面的分类系统，即"罗马Ⅲ标准"，已被全球的临床研究者所接受，并在不断更新。根据罗马Ⅲ标准，消化不良为"定位在上腹部的疼痛或不适"；不适可表现为上腹饱满、早饱、胀气或恶心，上腹痛或上腹烧灼感；消化不良患者可有胃灼热，即胸骨后的烧灼感，可作为症候群的一部分，胃灼热如果成为主要症状，那么应该归类到胃食管反流病（GERD）而不是消化不良，即使存在其他消化不良症状。尽管如此，对于同时具有消化不良和胃灼热症状者，将 GERD 患者从其他原因的消化不良中准确区分出来是比较困难的。

三、病因

消化不良可由很多食物、药物、系统疾病和胃肠道疾病引起（表3－2）。约40%前来就诊的消化不良患者可以找到"器质性"（结构或生理）病因。常见病因包括消化性溃疡和 GERD，比较少见的病因是胃癌。一半以上的患者不能找到明显的原因，这种消化不良被定义为特发性或"功能性"。

表3－2　消化不良的病因

胃肠道腔内因素	烟酸、吉非贝齐
食物不耐受	麻醉药
消化性溃疡病	秋水仙碱
胃食管反流	奎尼丁
胃或食管肿瘤	雌激素
胃轻瘫（糖尿病、迷走神经切断术后、硬皮病、慢性假性小肠梗阻、病毒感染后、特发性）	左旋多巴 硝酸盐类
浸润性胃疾病（Menetrier 病、克罗恩病、嗜酸细胞性胃肠炎、结节病、淀粉样变）	昔多芬 奥利斯特
胃感染（巨细胞病毒、真菌、结核、梅毒）	阿卡波糖
寄生虫（肠兰伯鞭毛虫、粪类圆线虫）	胰、胆疾病
慢性胃扭转	慢性胰腺炎
慢性胃或肠缺血	胰腺肿瘤
IBS	胆痛：胆石症、胆总管结石病、Oddi 括约肌功能异常
FD	系统疾病
药物	糖尿病
乙醇	甲状腺疾病、甲状旁腺功能亢进
阿司匹林，NSAIDs（包括 COX－2 选择性制药）	肾上腺皮质功能不全
茶碱	肾功能不全
洋地黄制剂	心肌缺血、充血性心力衰竭
糖皮质激素	腹腔内恶性肿瘤
铁剂、氯化钾	妊娠

四、FD 的病理生理学

根据罗马Ⅲ的诊断标准,患者有以下一点以上:①餐后饱胀不适;②早饱;③上腹痛;④上腹烧灼感,经过内镜及其他检查并没有发现有可以解释症状的器质性疾病,诊断前症状出现至少 6 个月,近 3 个月有症状。这部分患者被定义为功能性消化不良(functinonal dyspesia,FD)。在罗马Ⅲ诊断标准中 FD 分为溃疡样消化不良、动力障碍样消化不良、非特异性消化不良 3 个亚型。在罗马Ⅲ诊断标准中改为 2 个亚型,餐后不适综合征(post prandial distress syndrome)和上腹疼痛综合征(epigas－tric pain syndrome)。餐后不适综合征的主要表现为早饱及餐后饱胀感,而上腹痛综合征主要为位于上腹部的疼痛或烧灼感,FD 是一种排他性诊断。

FD 的病理生理机制并不十分清楚,很多患者的症状与其他功能性胃肠道疾病如功能性胃灼热、肠易激综合征(IBS)和非心源性胸痛的症状相重叠。高达 2/3 的 IBS 患者有消化不良;与之相似,高达 2/3 的 FD 患者有 IBS 的症状。此外,功能性胃肠道疾病患者常常有肠外症状和疾病,如偏头痛、泌尿系或妇科不适。

与其他功能性胃肠道疾病一样,FD 如果采用疾病的生物－心理－社会模式可能更加容易理解,在这种模式下,症状的出现是由于胃肠道异常生理和社会心理因素之间复杂作用的结果,并最终引起胃肠道生理发生改变。通过"脑－肠轴",高级神经中枢可能调整胃肠道的感觉、运动和分泌。为了评估 FD 患者,医生必须同时考虑可能导致症状的生理和心理因素。

1. 胃十二指肠动力异常 高达 60% 的 FD 患者存在胃蠕动功能异常。有数种试验方法可以检查胃排空、顺应性和肌电活动异常,但是这些异常对引起症状的重要性存在争议－部分是因为还没有在这些异常和症状之间建立比较一致的可靠关系。

胃排空延迟:胃排空检查评估了胃神经肌肉活动对一次进餐的整体作用。可以通过闪烁扫描术、呼吸试验或超声造影法进行检测,结果发现 25%～40% 的消化不良患者有固体胃排空延迟。胃排空延迟更多见于女性和主诉有严重餐后胀满和呕吐的患者;尽管如此,其他研究并没有发现某些特殊的消化不良症状和胃排空延迟之间有何联系。治疗性的试验显示症状的改善和胃排空的改善之间关系不大,因此对于胃排空延迟在引起症状的重要性方面仍有疑虑。

胃顺应性受损:胃的顺应性是一种迷走神经介导的反射,指近端胃在进餐后出现的松弛来适应食物容积,避免胃内压力明显升高。这个反射的传入支位于分布在胃壁的机械性张力受体和胃或十二指肠的化学性受体。输出部分通过非肾上腺素非胆碱能抑制神经元释放的一氧化氮进行介导。这些神经元可以被结前交感 α_2 肾上腺素受体和血清素 5－羟色胺$_1$(5－HT_1)受体调节。超声造影、磁共振成像和胃内闪烁扫描术检查发现高达 40% 的 FD 患者的近端胃的顺应性受损。胃底松弛性受损或早期胃窦的充盈可能导致患者出现进餐后的消化不良。部分有胃顺应性受损的 FD 患者被证实存在迷走神经自主功能异常。

2. 内脏敏感性增高 来自胃肠道的主要刺激(源于顺应性、胃排空、扩张或收缩)并不会被有意识地感觉到,但是这种感觉域值可能在 FD 患者中降低,结果导致患者对一些微小刺激的敏感性增加。可以通过改变放置在胃内的恒压器气球的体积、压力或张力直到患者出现感觉来检查患者初始感觉、不适或疼痛的域值。40% 的 FD 患者存在对位于近端胃的气球扩张存在超敏现象。对十二指肠内注射酸或高脂营养液的敏感性也可能增加。通过在扩张胃或十二指肠气球的过程中,采用功能性磁共振成像和正电子发射断层成像(PET)扫描可以观察到脑干和大脑中枢的脑诱发电位和血流分布发生了改变,因此提示消化不良患者其中枢神经系统在处理内脏传入信息时发生了改变。目前,除了临床研究性试验,还没有可用于临床的内脏超敏性的试验方法。

3.心理社会因素　据人格调查表评估,FD 患者与 IBS 患者类似,焦虑、抑郁、癔症和疑病的评分要高于正常人。心理疾病,包括焦虑、抑郁和躯体化症状在 FD 患者中的频率高于正常对照组。近期以人群为基础的社区调查显示,心理苦恼的基线可以预测慢性腹痛,但是与患者的就医行为无关。这一结果提示,心理苦恼可能是引起症状的一个重要因素。

急性生活应激在促发消化不良和其他胃肠道症状的过程中起重要作用。与健康无症状社区个体相比,消化不良患者在近 6 个月内发生应激性或威胁生命的生活事件的数量增加(如家庭成员死亡、失业、严重疾病、离婚),这些事件对个人的生活有负面影响。

4.幽门螺杆菌(Helicobacter pylori,Hp)　Hp 感染与 FD 之间的关系一直存在争议。有的学者认为其在 FD 中并不起主要作用,因为 Hp 阳性的 FD 患者如果经内镜检查几乎均有慢性、活动性胃炎,但慢性胃炎患者多数可无任何症状,有症状者主要表现为非特异性消化不良,有无症状及其严重程度与内镜下所见和组织学分级无明显相关性。FD 患者 HP 感染流行率与整个人群接近。另外还没有证实慢性 Hp 感染引起消化不良的病生理机制。

另一方面,根除 HP 确实可改善一部分患者消化不良症状和胃黏膜组织学、预防消化性溃疡的发生,可有效防止萎缩和肠化生的进展,很大程度上降低胃癌的发病率。有些研究认为,感染"高毒力的"Hp 菌株,如 cagA 阳性菌株,可能与消化不良有关。美国胃肠病学会(AGA)在评估 FD 治疗方案时认为,根除 HP 具有费用一疗效比优势。国内共识意见为 Hp 感染是慢性活动性胃炎的主要病因,有消化不良症状的 Hp 感染者可归属 FD 的范畴。《中国消化不良的诊治指南(2007·大连)》认为,Hp 感染是慢性、活动性胃炎的主要病因,但是否为 FD 的发病因素尚存在争议。根除 Hp 可使部分 FD 患者的症状得到长期改善,对合并 Hp 感染的 FD 患者,若应用抑酸药、促动力药治疗无效时,建议向患者充分解释根除的利弊关系,在征得患者同意后予根除治疗。

5.功能性消化不良(FD)与慢性胃炎　FD 是罗马Ⅲ标准工作委员会通过循证医学的方法,经过严格的科学论证,提出的以症状学为主的诊断标准。

中国慢性胃炎共识意见(2006,上海)指出,FD 患者可伴有或不伴有慢性胃炎,根除 HP 后慢性胃炎的组织学改善显著,但多数组织学改善的消化不良症状并不能消除,提示慢性胃炎与 FD 症状并非密切相关。另外 FD 患者除了具有与慢性胃炎患者相似的餐后上腹饱胀、上腹痛、早饱及上腹疼痛等消化不良症状外,患者还具有不同程度的心理调节障碍,临床上表现为抑郁和(或)焦虑状态,在病理生理学方面具有中枢神经系统的高敏感性、脑一肠轴调控功能的异常和某些神经介质及神经肽类物质分泌的异常。同时,FD 患者还可能显示有遗传特征。

五、处理

1.病史和体格检查　所有消化不良患者都应有完整的临床病史和体格检查,据此可区分消化不良和大多数胰腺或胆道疾病引起的疼痛。尽管如此,根据临床病史不能可靠地区分FD 和某些器质性上消化道疾病如消化性溃疡病和 GERD,如果患者同时有明显胃灼热或反流的症状,那么患者很可能有 GERD。

应该询问患者下消化道和肠外症状。在 IBS 和其他功能性胃肠道疾病患者中常见消化不良。有慢性、无并发症的消化不良患者同时有下腹痛或不适和排便习惯改变时,应该考虑 IBS 的可能并给予相应治疗。肠外症状较多时,如乏力、头痛、肌痛和尿急等,常常提示为功能性疾病。

2. 排除刺激性药物　应该回顾使用处方和非处方药物的情况,如果可能,应该停用与消化不良有关的常见药物,尤其是阿司匹林、NSAIDs 或 COX$_2$ 抑制药等。对于不能停用阿司匹林或 NSAIDs 的患者,可以考虑给予小剂量 PPI 试验治疗。如果停药或抑酸治疗后症状无改善,或有提示合并溃疡的症状或体征时,应行内镜检查。

3. 寻找"报警"征象　对于有"报警"征象的消化不良患者应行内镜检查,以除外胃或食管的恶性肿瘤。报警征象包括非有意的体重减轻、进行性吞咽困难、持续呕吐、显性或隐性消化道出血、不能解释的贫血、黄疸、淋巴结肿大和腹部可触及的包块。90%～95%的胃或食管癌具有至少一种报警征象。

4. 初步试验室检查　可以考虑全血细胞计数、常规白细胞检测、血清钙、血糖、肝、肾功生化试验和甲状腺功能检测;部分病例考虑其他检查如血清淀粉酶、口炎性腹泻抗体、粪找虫卵和寄生虫或贾第虫(Giardia)抗原和妊娠试验。

5. 内镜检查　胃镜检查可以直接看到消化性溃疡、食管炎和恶性肿瘤,诊断准确性较高。内镜检查可以指导有针对性的药物治疗。2/3 内镜检查正常的患者是 FD 或者 NERD(即没有食管炎的 GERD)。1/3 接受内镜检查的患者可能被发现有 GERD 或消化性溃疡病,也可给予一种 PPI。消化性溃疡患者应该接受胃黏膜活检,以检查是否存在 Hp 感染,阳性者应该给予根除治疗。

六、治疗

(一)药物治疗

1. 抑酸药物　荟萃分析表明,使用 H$_2$ 受体阻断药进行治疗,54%的患者消化不良症状有所改善,而安慰剂组缓解率是 40%,然而这些研究的总体质量较差,在质量较好的研究中改善不明显。

几项设计良好的随机对照双盲试验已经证实了 PPI 治疗 FD 是有效的,尤其是那些有反流样症状的消化不良患者。对于 PH 治疗有效的患者,如果停药后症状常常复发,很可能需要长期或者间断服药。总体来说,对于有胃食管反流症状的消化不良患者,抑酸药物的治疗,无论 H$_2$ 受体阻断药还是 PPI 都是有帮助的。对于症状缓解的患者,可以按需给患者间断或者长期处方抑酸药物。

2. 抗酸药物　抗酸药如氢氧化铝、铝碳酸镁等可减轻症状,但疗效不如抑酸药。铝碳酸镁除具有抗酸作用外,还具有吸附胆汁的功能,伴有胆汁反流者可选用。

3. 促动力药物　针对胃动力和胃容受性的药物可以改善胃排空和胃容受性,从而治疗 FD。两项近期的荟萃分析提示多潘利酮对于消化不良症状有明显的治疗效果。使用促动力药物后 61%的患者症状总体有所改善,而安慰剂组仅有 40%。个别患者长期服用可出现乳房胀痛或溢乳现象。进一步分析提示促动力药物对于一些特定症状可能更有效,例如恶心、早饱、腹胀以及上腹痛。安全性方面,甲氧氯普胺是一种常用的促动力药物,但由于较容易出现中枢神经系统的不良反应以及锥体外系反应,故不适于长期使用;西沙必利的使用在美国受到严格限制,因它可以导致 Q-T 间期延长和快速型心动过速,已经不能再处方用于 FD。而替加色罗,是一种 5-HT_4 受体激动药,也同样由于心血管不良反应而停止使用。在我国和亚洲的临床资料显示莫沙必利可显著改善 FD 患者早饱、腹胀、嗳气等症状。目前未见心脏等严重不良反应报道,但对 5-HT_4 受体激动药引起的心血管不良反应仍应重视。

4.胃黏膜保护药 FD 患者可能存在黏膜防御机制的减弱,可以使用对胃黏膜有保护作用的药物,如胶体次枸橼酸铋盐、硫糖铝、磷酸铝、麦滋林-S。

5.其他药物 消化酶和微生态制剂可作为治疗消化不良的辅助用药。复方消化酶和益生菌制剂可改善与进餐相关的腹胀、食欲缺乏等症状。实验中二甲硅油(80～125mg,每日 3 次)证实效果要好于安慰剂,其机制是促进肠道内气体的推动和排出。

6.治疗 Hp 感染 应用抑酸药、促动力药治疗无效时,如果患者有 Hp 感染,建议向患者充分解释根除治疗的利弊,在征得患者同意后予根除治疗,治疗方案见慢性胃炎章节。

(二)精神心理治疗

荟萃分析显示,抗焦虑、抑郁药对 FD 有一定疗效,对抑酸药和促动力药治疗无效且伴有明显精神心理障碍的患者可选择三环类抗抑郁药或 5-HT_4 再摄取抑制药(SSRI);除药物治疗外,通过群体支持放松训练,认知治疗,心理治疗催眠术进行心理干预可以有短期疗效。精神心理治疗不但可缓解症状,还可提高患者的生活质量。

(王燕君)

第三节 恶心和呕吐

恶心(nausea)是一种想将胃内容物经口呕出的紧迫不适的主观感觉。呕吐(vomiting)是用力将胃或肠内容物经食管从口腔排出的半自主过程。恶心常是呕吐的前驱症状。如恶心同时伴有呕吐动作,但未将胃内容物吐出则称为干呕(retchmg)。恶心、干呕与呕吐可以单独发生,也可以伴随出现。呕吐反射需要呕吐中枢参与,而恶心和干呕单独出现时,不一定需要激活呕吐反射。

另外,必须区分呕吐与反食(regurgitation),后者是指胃内容物不经用力就反流到食管,有时到达口腔,通常不伴有恶心以及呕吐常见的喷射过程。反食与呕吐的临床意义不同。

一、病生理学

呕吐过程是需要中枢神经参与的复杂的反射动作。呕吐中枢位于延髓的外侧网状结构的背部,迷走神经核附近。接受来自包括皮质、脑干和前庭系统等中枢神经系统传入的冲动,以及来自心脏、消化系统、泌尿系统等内脏神经末梢的传入冲动,后者在孤束核中转后到达呕吐中枢,完成呕吐反射。

呕吐中枢也接受来自呕吐触发区(vomiting trigger zone,VTZ)传来的冲动。VTZ,也称化学感受器触发区(chemoreceptor trigger zone,CTZ),位于第四脑室底部的后极区,感受血液循环中的某些药物、化学或代谢物质信号,激活呕吐中枢。有些药物,如多巴胺受体激动药如阿朴吗啡、左旋多巴、溴隐亭等;某些代谢产物,如酮中毒或尿毒症时的代谢产物,均可以通过刺激 VTZ 引起呕吐。通过血液循环或直接作用 VTZ 的神经递质有多巴胺、5-羟色胺(5

—HT)、去甲肾上腺素、γ—氨基丁酸、P物质、脑啡肽等。

呕吐反射的通路涉及多种受体。刺激$5-HT_3$受体引起多巴胺的释放,后者进一步激活呕吐中枢的多巴胺D_2受体,引发呕吐过程。临床中常用的昂丹司琼是$5-HT_3$受体的抑制药,用于治疗化疗引起的呕吐。另一临床常用的止吐药甲氧氯普胺是多巴胺D_2受体的拮抗药。前庭中枢和孤束核有大量的组胺H_1受体和毒蕈碱M_1受体,这为治疗晕动症、前庭性恶心和妊娠呕吐提供了一条极好的药理学途径。另外,大麻素(cannabinoid)CB_1受体也抑制呕吐反射。

呕吐中枢被激活后,通过传出神经,如支配咽、喉的迷走神经,支配食管和胃的内脏神经,支配膈肌的膈神经,支配肋间肌和腹肌的脊神经,将呕吐信号传至各有关效应器官,完成呕吐的全过程。恶心可发生在呕吐之前,常伴有胃张力降低、蠕动减弱、排空延缓、小肠逆蠕动等。接着腹肌、膈肌和肋间肌收缩,腹压增高,下食管括约肌松弛,空肠逆蠕动,胃窦收缩,使胃肠内容物逆流到食管经口腔排出体外。与此同时,保护性的反射也被激活,如软腭抬举防止胃内容物进入鼻腔;屏住呼吸、声门关闭以防止呼吸道吸入。其他伴随现象还包括唾液分泌增加、出汗、心率减慢等迷走神经兴奋的表现。

二、病因

恶心、呕吐的病因复杂多样,涉及多个系统,迅速确定病因对于正确施治十分重要。

（一）腹部病变

各种原因导致的消化道机械性梗阻、胃轻瘫、慢性假性肠梗阻、胃及十二指肠溃疡、胰腺炎和胰腺肿瘤、肝炎、胆囊炎及胆囊结石、阑尾炎、腹膜炎和腹膜肿瘤、肠系膜血管病变、肠系膜上动脉综合征、泌尿系统结石、卵巢囊肿扭转等。

（二）神经系统病变

偏头痛、颅内肿瘤、脑出血、脑梗死、脓肿、脑积水、脑膜炎、自主神经系统疾病、脱髓鞘疾病、迷路病症,如晕动症、迷路炎、梅尼埃病、中耳炎等。

（三）代谢和内分泌系统疾病

糖尿病、糖尿病酮症、甲状旁腺功能亢进、高钙血症、甲状旁腺功能减退、低钠血症、甲状腺功能亢进、肾上腺皮质功能低下、急性间歇性卟啉病、尿毒症等。

（四）感染

急性胃肠炎、全身感染性疾病、病毒性肝炎等。

（五）药物和毒物

肿瘤化疗药物、解热镇痛药、麻醉药、口服避孕药、心血管系统用药（如地高辛、抗心律失常药）、抗生素、中枢神经系统用药（如左旋多巴和其他多巴胺激动药等,治疗帕金森病的药物和抗癫痫药物）、茶碱类药物。其他还有酒精滥用、维生素A中毒、吸毒等。

（六）妊娠期恶心、呕吐

早期妊娠反应、妊娠剧吐、妊娠期急性脂肪肝。

（七）其他

术后状态、放射治疗、系统性红斑狼疮、硬皮病、心肌缺血、心肌梗死、饥饿以及精神疾患等。

（八）功能性恶心、呕吐

罗马Ⅲ型诊断标准将没有器质性病变(有明确的结构和生理学异常)的功能性恶心、呕吐,分为慢性特发性恶心、功能性呕吐及周期性呕吐综合征。

1.慢性特发性恶心 慢性特发性恶心病因不明,但临床经验显示某些顽固恶心可能与中枢或精神疾病有关,对经验治疗无反应。其诊断必须符合以下所有条件:①每周至少发生数次恶心;②不经常伴有呕吐;③上消化道内镜检查无异常或没有可以解释恶心的代谢性疾病。诊断前症状出现至少6个月,近3个月症状符合以上标准。

2.功能性呕吐 必须符合以下所有条件:①呕吐平均每周发生1次或1次以上;②无进食障碍、反刍或依据DSM-Ⅳ未发现主要精神疾病;③无自行诱导的呕吐和长期应用大麻史,没有可以解释反复呕吐的中枢神经系统疾病或代谢性疾病。诊断前症状出现至少6个月,近3个月症状符合以上标准。

3.周期性呕吐综合征 必须符合以下所有条件:①同样的呕吐症状反复急性发作,每次发作持续不超过1周;②前1年间断发作3次或3次以上;③发作间期无恶心和呕吐。诊断前症状出现至少6个月,近3个月症状符合以上标准。支持诊断标准为有偏头痛病史或家族史。

周期性呕吐常见于儿童,成人也可发生,但发病率低,主要见于中年人群。该病以反复类似的发作而区别于功能性呕吐。约1/4的成人患者有偏头痛病史,约20%的患者合并焦虑或其他精神异常。

三、临床特点

不同病因所致的呕吐临床特点不同。应详细询问症状发生的时间、缓急;呕吐前是否伴有恶心;呕吐的持续时间、严重程度、与饮食的关系;呕吐的方式、呕吐物量、性质、气味;相关伴随症状;以往有无肝炎、肾疾病、糖尿病、心脏病、腹部手术、用药史等。育龄妇女应询问月经史。

1.直接刺激呕吐中枢或VTZ所致的呕吐常发生在清晨或空腹时,呕吐物为黏液样物质或胃液。妊娠、药物、毒物(如酒精滥用)或代谢性疾病(糖尿病、尿毒症)通常引起这一类型的呕吐。

2.前庭或小脑疾病以及晕动症相关的恶心、呕吐多发生于青壮年,可伴有眩晕、耳鸣、耳聋、眼球震颤、耳发胀。椎-基底动脉供血不足患者可伴有眩晕、视力障碍、共济失调、头痛、意识障碍,多发生于老年。偏头痛患者先有视觉改变、嗜睡等,随后出现一侧剧烈头痛,可伴有面色苍白、出冷汗,多发生于青春期,呈周期性发作。颅内病变或颅内压升高所致的呕吐多无恶心、干呕等前驱症状,突然发作,呈喷射性。患者同时伴有剧烈头痛,可出现意识障碍。

3.各种急腹症在引起相应部位急性疼痛的同时,可以伴随恶心、呕吐。有时呕吐十分剧烈,甚至可能是唯一症状。肠系膜上动脉(SMA)综合征通常存在脊柱前凸增加、腹壁肌肉张力消失、体重迅速下降和腹部手术后长期卧床等诱发因素。呕吐物含有胆汁,伴餐后上腹胀满、脐区疼痛,部分患者采用俯卧或膝胸位后症状缓解。急性下壁心肌梗死,可引起顽固的恶心、呕吐,同时伴有胸痛、胸闷、心悸、呼吸困难、出冷汗等。慢性反复发作的呕吐可见于胃轻瘫、不完全肠梗阻、慢性假性肠梗阻等。

4.幽门梗阻患者的胃明显扩张,呕吐通常在餐后一段时间后出现。呕吐物含有潴留的部分消化的食物或隔夜食物。胃肠吻合术后患者可呕吐胆汁。呕吐物有粪便味提示低位肠梗阻、肠麻痹或胃结肠瘘。

5.早期妊娠呕吐通常发生于清晨进食以前,一般在妊娠第9周左右达到高峰,很少持续超过第22周。妊娠剧吐是指一种异常严重的恶心、呕吐,可引起脱水、电解质紊乱、营养不良等并发症。通常于孕早期出现,可持续超过妊娠的前3个月。妊娠急性脂肪肝发生于妊娠的末3个月,呕吐严重,常伴有头痛、全身不适和先兆子痫表现(高血压、水肿、蛋白尿),可以很快进展至肝衰竭和弥散性血管内凝血。肝活检可以发现典型的小泡性脂肪变性。

四、辅助检查

根据可能的不同病因选择以下检查,包括全血细胞计数、电解质、肝肾功能、血糖、甲状腺功能、血清淀粉酶和脂肪酶、血气分析、心电图、立卧位腹部X线平片、腹部超声、CT、消化道内镜、消化道造影、头颅CT、MRI及脑脊液检查等。必要时做药物毒物检测及血皮质醇、促肾上腺皮质激素释放因子和儿茶酚胺检测。建议所有育龄期急性呕吐妇女行尿妊娠检查(β—人绒毛膜促性腺激素)。

五、特殊检查

食管测压用于发现食管动力性疾病如弥漫性食管痉挛、贲门失弛缓等引起的假性呕吐。胃排空测定包括放射性闪烁扫描显像法(Radioscintigra—phy)、胃超声评价液体食物的排空,以及C^{13}辛酸呼气试验。胃电图用于识别胃起搏点的节律异常,但存在信号不良、伪差、与临床症状相关性差等缺点。胃肠测压可能是评价上胃肠道动力异常的最可靠的生理学检查,但是这一检查繁琐、昂贵、操作困难。

六、并发症

(一)食管和胃损伤

1.急性呕吐后患者常有胃灼热或胸骨后疼痛等食管炎症状;慢性迁延性呕吐所致的食管炎多累及食管较长节段。

2.突然发生的干呕或呕吐可造成胃食管连接部位黏膜损伤,引起急性上消化道出血,导致呕血,即马洛里—魏斯综合征(Mallory—Weiss综合征)。由于剧烈呕吐可导致食管壁破裂并穿孔和继发性纵隔炎,称为自发性食管破裂综合征(Boerhaave综合征),其死亡率较高。

3.长时间呕吐后,面部和颈部可以出现多发的皮下出血。慢性呕吐可以造成龋齿。

(二)声门痉挛和吸入性肺炎

酸性物质和胆汁对咽部的刺激,可以引起一过性声门痉挛和窒息。年老、意识障碍或咳嗽反射减弱者,易出现胃内容物误吸入气管,引起急性窒息和吸入性肺炎。

(三)水、电解质代谢失衡和营养不良

临床表现为脱水、低血压、血液浓缩、少尿、肌无力、心律失常、低钾血症、低钠血症、低氯性碱中毒。长期呕吐可导致营养不良。

七、治疗

治疗原则:①积极寻找病因,给予针对性的治疗;②止吐对症治疗;③纠正水、电解质代谢紊乱;④其他并发症治疗。用于治疗恶心、呕吐的药物分为以下两类:中枢止吐药和外周促动力药。有些药物同时具有这两种作用机制,以其中某一种起主要作用。

（一）中枢止吐药

1.多巴胺 D_2 受体拮抗药

（1）苯甲酰胺类:甲氧氯普胺为多巴胺$_2$（D_2）受体拮抗药,同时还具有 $5-HT_4$ 受体激动效应,对 $5-HT_3$ 受体有轻度抑制作用。可作用于延髓催吐 CTZ 中多巴胺受体而提高 CTZ 的阈值,具有强大的中枢性镇吐作用。适应证为急性恶心、呕吐,如手术后以及放化疗引起的恶心呕吐。甲氧氯普胺可以通过血-脑屏障,可导致焦虑、嗜睡、严重锥体外系反应、心律失常等不良反应,大量长期应用增加不良反应发生率。

（2）苯并咪唑衍生物:代表药物多潘立酮为外周多巴胺 D_2 受体拮抗药,但可以阻断部分在血-脑屏障之外的中枢延髓最后区。能增强食管蠕动和食管下括约肌的张力,增加胃窦和十二指肠运动,协调幽门的收缩,促进胃排空,对结肠的作用很小。不通过血-脑屏障,对脑内多巴胺受体无拮抗作用。多潘立酮（以及苯甲酰胺类）可能增加促乳素（催乳素）的释放,偶尔导致乳房压痛和溢乳。

2.酚噻嗪类和丁酰苯类　酚噻嗪类（氯丙嗪、奋乃静、丙氯拉嗪、异丙嗪、硫乙拉嗪）和丁酰苯类（氟哌利多、氟哌啶醇）药物可以阻断多巴胺 D_2 受体,以及毒蕈碱 M_1 受体。酚噻嗪类对组胺 H_1 受体也有阻断作用。一般通过胃肠道外或栓剂给药,用于治疗眩晕、偏头痛、晕动症等引起的急性剧烈呕吐,对于继发于毒物、化疗和手术后的呕吐也有效。常见不良反应为锥体外系作用。

3.抗组胺和抗毒蕈碱类药物　此类药物在中枢水平阻断组胺 H_1 受体（如赛克力嗪、苯海拉明、桂利嗪、美克洛嗪、羟嗪）和毒蕈碱 M_1 受体（东莨菪碱）。异丙嗪属于酚噻嗪类,但却有抗组胺抗毒蕈碱以及很强的镇静作用。赛克力嗪和苯海拉明通常用于治疗晕动症和前庭疾病所致的恶心、呕吐,赛克力嗪对术后以及其他原因的呕吐也有效。

4.$5-HT$ 受体拮抗药　$5-HT_3$ 受体拮抗药是强有力的止吐药,可选择性地阻断呕吐中枢和胃壁的 $5-HT_3$ 受体,因此除了抗呕吐作用外,还有轻微的促胃动力作用。这类药物的主要适应证是放化疗及手术后呕吐。临床用药包括昂丹司琼、托烷司琼。常见不良反应为头痛。

5.糖皮质激素　糖皮质激素抗呕吐的作用机制尚不十分清楚。可能与抑制中枢前列腺素合成、内啡肽释放以及改变 5-羟色胺的合成与释放有关。主要用于手术后或放化疗后的恶心、呕吐。糖皮质激素也用于减轻脑水肿从而缓解部分颅内高压引起的恶心、呕吐。最常用的是地塞米松,一般只短期使用,常与其他抗呕吐药,如甲氧氯普胺或 $5-HT_3$ 拮抗药联合使用。合并消化性溃疡或胃肠吻合术后的患者,建议同时使用抑酸药。

6.大麻素类　大麻素类药物作用于呕吐中枢的大麻素 CB_1 受体。纳洛酮是一种合成的大麻素,具有抗呕吐和抗焦虑的作用。主要用于其他药物无法控制的化疗引起的呕吐。常见不良反应为低血压和精神反应。

7.辅助药物与疗法　对于存在焦虑的患者可合用苯二氮䓬类药物,针灸和按摩对于减轻某些晕动症以及化疗药所致的呕吐也有作用。

（二）促胃动力药

1.$5-HT_4$ 受体激动药　$5-HT_4$ 激动药类药物的主要用于治疗胃轻瘫、假性肠梗阻和功能性消化不良所致的恶心、呕吐。目前临床上主要有莫沙比利。

2.胃动素受体激动药　胃动素受体激动药包括红霉素等,作为平滑肌细胞和肠神经胃动素受体的配体发挥作用。药理作用呈剂量依赖性。低剂量($0.5\sim1mg/kg$ 静脉推注)时,红霉素促进整个胃肠道的蠕动;高剂量($200mg$ 静脉使用),胃窦收缩剧烈,加快胃排空。红霉素可用于糖尿病、手术后及特发性胃轻瘫所致的恶心、呕吐。低剂量用于治疗假性肠梗阻的患者。口服疗效不肯定。不适于长期使用。

(三)妊娠期呕吐用药

根据已发表的资料,在妊娠期可以安全使用的治疗恶心呕叶的药物包括维生素 B_6、昂丹司琼及相关的 $5-HT_3$ 拮抗药;多西拉敏是一种具有止吐作用的抗组胺药物,在某些欧洲国家应用。FDA 将甲氧氯普胺划为妊娠 B 类用药。其他抗组胺药物也可能是安全的,但缺乏支持其应用的证据。

(王爱红)

第四节　腹泻

腹泻指排便次数增多,粪质稀薄,或带有黏液、脓血或未消化的食物。如排便次数每日 3 次以上,或每天粪便总量大于 $200g$,其中粪便含水量大于 85%,则可认为是腹泻。腹泻可分为急性与慢性两种,超过 3 周者属慢性腹泻。

一、流行病学

腹泻是常见的临床症状。在美国,每年有超过 450000 例患者因胃肠炎入院(占成年住院患者的 1.5%),而且慢性腹泻的年发病率为 5%;在发展中国家,特别是在儿童中急性感染性腹泻仍然是导致死亡的一个重要原因。

二、病因病理

(一)病因

1.急性腹泻

(1)肠道疾病,常见的是由病毒、细菌、真菌、原虫、蠕虫等感染所引起的肠炎、抗生素相关性肠炎、急性肠道缺血等。

(2)急性中毒,使用毒蕈、桐油、河豚、鱼胆及化学药物如砷、磷、铅、汞等引起。

(3)全身性感染,如败血症、伤寒或副伤寒、钩端螺旋体病等。

(4)其他,如变态反应性肠炎、过敏性紫癜,服用某些药物如氟尿嘧啶、利舍平、新斯的明等;某些内分泌疾病,如肾上腺素皮质功能减退危象、甲亢危象等。

2.慢性腹泻

(1)消化系统疾病:①胃癌、胃切除术后;②感染性疾病,如慢性菌痢、肠结核、假膜性肠炎、慢性阿米巴结肠炎、结肠血吸虫病、憩室炎、小肠细菌过度生长等;③炎症性肠病:溃疡性结肠炎、Crohn 病、显微镜下结肠炎;④结肠息肉、结肠癌、肠淋巴瘤、类癌;⑤嗜酸性粒细胞性胃肠炎、放射性肠炎、缺血性肠炎;⑥肠运动紊乱(失调),如迷走神经切断术后、交感神经切断术后、回盲部切除术后、肠易激综合征、盲襻综合征;⑦吸收不良综合征,如 Whipple 病、短肠综合征、乳糜泻、小肠细菌过度生长;⑧慢性肝炎、长期梗阻性黄疸、肝硬化、慢性胰腺炎、肝癌、胆管癌、胰腺癌、胃泌素瘤、VIP 瘤等。

（2）全身性疾病：①甲状腺功能亢进症、糖尿病、类癌综合征、嗜铬细胞瘤、慢性肾上腺皮质功能减退、甲状旁腺功能减退、腺垂体功能减退；②尿毒症；③系统性红斑狼疮、结节性多动脉炎、混合性风湿免疫疾病；④食物过敏、烟酸缺乏等。

（3）滥用泻药、长期服用某些药物，如制酸药（如含有镁的制剂）、抗心律失常药（如查尼丁）、大多数抗生素、抗高血压药物（如β－肾上腺素能受体阻断药）、抗炎药（如非甾体抗炎药、金制剂、5－氨基水杨酸）、抗肿瘤药、抗逆转录病毒药物、抑酸药（如组胺 H－受体拮抗药、质子泵抑制药）、秋水仙碱、前列腺素类似物（如米索前列醇）、茶碱、维生素和矿物质补充剂、草药制剂、重金属等。

（二）发病机制

腹泻是人体对各种肠道损伤和攻击的保护性反应。感染性病原体、毒素或其他有毒物质出现在肠道中，刺激了肠道的分泌和运动功能以排出这些物质，从而导致腹泻。在急性期这种保护性反应在一定程度上是有保护作用的，但是，慢性腹泻则是机体的过度反应。

肠道中水转运异常可导致腹泻。一般情况下，经口摄入以及由唾液腺、胃、肝、胰等内源性分泌的液体总量为每天 $9\sim10L$，小肠和结肠吸收了其中的 99%。肠道中水的吸收减少 1% 即可导致腹泻。

腹泻的发病机制相当复杂，有些因素又互为因果，从病理生理角度可归为下列几个方面。

1.渗透性腹泻　渗透性腹泻是由于肠腔内存在大量高渗食物或药物，大量液体被动进入高渗状态的肠腔而引起的腹泻。摄入难吸收物、食物消化不良及黏膜转运机制障碍均可导致高渗性腹泻。

渗透性腹泻多由糖类吸收不良引起，而糖类吸收不良的主要病因是双糖酶缺乏。食物中的糖类在小肠上部几乎全部被消化成为各种单糖，然后由肠绒毛的吸收细胞迅速吸收。在双糖酶或单糖转运机制缺乏时，这些小分子糖不能被吸收而积存于肠腔内，使渗透压明显升高，形成渗透梯度，大量水分被动进入肠腔而引起腹泻。如先天性葡萄糖－半乳糖吸收不良、先天性果糖吸收不良、先天或获得性双糖酶缺乏、吸收不良综合征等。

肝、胆、胰疾病导致消化不良时，常伴有脂肪和蛋白质的吸收不良，亦可导致腹泻。临床表现为粪便含有大量脂肪，常伴有多种物质吸收障碍所致的营养不良综合征。

摄入难以吸收的糖类，如乳果糖、山梨醇、甘露醇、果糖、纤维（水果、蔬菜）；含酶制药，如抗酸药、轻泻药；含有聚乙二醇的药物；含钠的轻泻药，如枸橼酸钠、磷酸钠、硫酸钠等亦可导致渗透性腹泻。

渗透性腹泻的特点为禁食 48h 后腹泻停止或显著减轻，粪便渗透压差扩大。

2.分泌性腹泻　分泌性腹泻是由于肠黏膜受到刺激而致水、电解质分泌过多或吸收受抑制所引起的腹泻。肠绒毛细胞具有吸收功能，而肠黏膜的隐窝细胞顶膜有 Cl^- 传导通道，调节 Cl^- 的外流和分泌，其关键作用是分泌水和电解质至肠腔。当肠细胞分泌功能增强、吸收功能减弱或二者并存时，均可引起水和电解质的净分泌增加而引起分泌性腹泻。

分泌性腹泻最常见的原因是感染。感染源（病毒、细菌、寄生虫）产生的肠毒素与其受体相互作用，影响肠道转运，从而导致阴离子分泌增加。除刺激分泌外，肠毒素还可阻断特定的吸收途径。大多数肠毒素抑制 $Na^+－H^+$ 在小肠和结肠的交换，从而抑制水分吸收。

内分泌肿瘤释放的多肽，如血管活性肠肽或降钙素，通过刺激上皮细胞分泌以及上皮下神经元和炎性细胞释放多肽导致分泌性腹泻。神经递质如乙酰胆碱和血清素（5－羟色胺，5

—HT），以及其他调节因子如组胺和炎症因子，也能刺激分泌。大部分调节肠道转运的内源性物质，通过改变细胞内信使，如环磷酸腺苷（cAMP），环磷酸鸟苷以及钙离子来控制特定的转运途径而引起腹泻。此外，多肽和其他调节因子可能会影响个别转运蛋白的合成、定位和降解。药品和某些有毒物质可能通过与肠上皮细胞内的调节因子或细胞内信使的相互作用而导致分泌性腹泻。

广泛小肠淋巴瘤、肠结核、Crohn 病等可导致肠道淋巴引流障碍从而造成腹泻。而直肠或乙状结肠绒毛腺瘤亦可引起分泌性腹泻。

为了完成液体和电解质的吸收，肠道必须有足够的表面积及与腔内容物足够的接触时间。口炎性腹泻、炎症性肠病（IBD）或切除手术后肠道表面积的明显减少，可能会影响水分的吸收。尽管小肠和结肠的吸收能力强大，但切除过多的肠管仍会不可避免地造成腹泻。在某些情况下，这种问题是暂时的，因为随着时间的推移，肠道可经过适应过程提高其吸收能力。而在切除某些具有高度特异的吸收功能、无法由其他部分肠道替代的肠段后，即使经过较长时间，这种代偿也是不可能实现的。例如，回盲部切除后导致永久性的氯化钠逆浓度梯度吸收障碍；回肠切除后不能吸收维生素 B_{12} —内因子和结合胆汁酸。

特异性吸收途径的缺乏或破坏可能会导致腹泻。如罕见的先天性综合征，先天性高氯性腹泻和先天性钠腹泻，是由于缺乏特异的转运分子而引起的。高氯性腹泻中，Cl^- —HCO_3^- 在回肠和结肠的交换存在缺陷，将氯化物转化为不易吸收的离子。通过限制氯化物的摄入量、抑制氯离子的分泌（即通过质子泵抑制药减少胃酸分泌）或提高短链脂肪酸的吸收（如应用外源性丁酸盐）以刺激氯化物在结肠的吸收，可减轻高氯性腹泻。先天性钠腹泻是由于 Na^+ —H^+ 交换机制缺陷导致的。

分泌性腹泻具有如下特点：每日大便量超过 1L（多达 10L 以上），大便为水样，无脓血，血浆—粪质渗透压差<50mOsm/L，这是由于异便主要来自肠道过度分泌，其电解质组成和渗透压与血浆十分接近，粪便的 pH 多为中性或碱性，禁食 48h 后腹泻仍持续存在，大便量仍大于 500ml/24h。

3.渗出性腹泻　是由于肠黏膜的完整性受到破坏而大量渗出所致。此时，炎性渗出虽占重要地位，同时还存在肠壁组织炎症及其他改变而导致的肠分泌增加、吸收不良和运动加速等病理生理过程。渗出性腹泻可分为感染性和非感染性两类，前者的病原体可为细菌、病毒、寄生虫、真菌等，后者则为自身免疫、炎症性肠病、肿瘤、放射线、营养不良等导致黏膜坏死。

渗出性腹泻的特点是粪便含有渗出液和血。结肠特别是左半结肠病变多有肉眼脓血便。小肠病变渗出物及血均匀的与粪便混在一起，除非有大量渗出或蠕动过快，一般无肉眼脓血，需显微镜检查发现。

4.胃肠动力失常　部分药物、疾病和胃肠道手术可改变肠道正常的运动功能，促进肠蠕动，使肠内容物过快的通过肠腔，与黏膜接触时间过短，从而影响消化和吸收，发生腹泻。

引起肠道运动加速的原因有药物（如西沙比利、普萘洛尔等）、肠神经病变（如糖尿病等）、促动力性激素（如甲状腺素、生长抑素、5—HT、P 物质、前列腺素等）、胃肠手术（如胃次全切除或全胃切除、回盲部切除、胃结肠、小肠结肠瘘或吻合术）。

由肠运动加速引起腹泻的常见疾病有肠易激综合征、甲状腺功能亢进症、糖尿病、胃肠手术、甲状腺髓样癌、类癌综合征等。

单纯胃肠运动功能异常性腹泻的特点是粪便不带渗出物，往往伴有肠鸣音亢进，腹痛可有可无。

临床上大多数腹泻不是由单一的病理生理机制所造成,涉及多种机制,可能包括肠道内分泌细胞释放的物质、局部和远处免疫反应细胞释放的细胞因子、肠神经系统活动以及外周释放的多肽和激素的影响(旁分泌、免疫、神经和内分泌系统)。

三、临床表现

了解临床表现,对明确病因和确定诊断有重要的意义。

急性腹泻起病急骤,病程短,多为感染或食物中毒所致。慢性腹泻起病缓慢,病程较长,其鉴别诊断相对复杂。

大便的特点是非常重要的,如出现血液、黏液、脓、油滴或食物残渣等。粪便中出现血液提示痔疮、恶性肿瘤或 IBD 可能;在急性感染性腹泻患者中,粪便中有肉眼可见的血液高度提示侵袭性病原体感染;水样便提示渗透性或分泌性腹泻,而出现油滴或食物残渣则提示吸收不良、消化不良;粪便漂浮的现象一般代表粪便中气体含量的增加,而不是脂肪含量的变化。

医师应询问患者排便与吃饭或禁食的关系,排便在白天或夜间,以及有无排便紧迫感或排便失禁的出现。影响患者睡眠的夜间腹泻强烈提示存在器质性疾病而非 IBS 等功能性疾病。应注意其他同时存在的症状,如腹痛、腹胀、痉挛、发热以及体重减轻,过多的排气提示由于摄食不易吸收的糖类或小肠糖类吸收不良造成了结肠细菌发酵的糖类增加。

体检发现通常对确定腹泻的严重性比确定其原因更有帮助。患者体液量的状态可以通过体位变化时血压和脉搏的变化来评估。应注意发热和其他由毒素引起的体征。腹部仔细的检查是非常重要的,特别要重视肠鸣音的存在或消失、腹胀、局部或全腹压痛、肿块以及肝大。

体格检查可能会提供更多腹泻病因的直接证据。特征性的体格检查发现可见于肥大细胞增多症(色素性荨麻疹)、淀粉样变性(巨舌、蜡样丘疹、挤压性紫癜)、艾迪生病(色素沉着)、类癌综合征(皮肤潮红)、甲状腺结节合并颈部淋巴结病变可能是甲状腺髓样癌的表现,IBD、Whipple 病以及一些肠道感染中可能会有关节炎的表现,淋巴结病变可能提示有获得性免疫缺陷综合征(AIDS)或淋巴瘤等。

四、辅助检查

(一)粪便检查

粪便检查对腹泻的诊断非常重要,为实验室的常规检查,部分病例经粪便检查就能做出病因诊断。常用检查有大便隐血试验,涂片查白细胞、脂肪、寄生虫及虫卵,大便细菌培养等。

粪便渗透压差是指粪便渗透压与粪便电解质摩尔浓度之差。由于粪便在排出体外时,渗透压一般与血浆渗透压相等,因此,可用血浆渗透压代替粪便渗透压。计算公式为:粪便渗透压 = 血浆渗透压 $-2\times$(粪$[Na^+]$+粪$[K^+]$),血浆渗透压取恒数即 290mOsm/L。正常人的粪便渗透压差在 $50\sim125$mOsm/L,渗透性腹泻患者粪便渗透压主要由不被吸收的溶质构成,Na^+ 浓度往往少于 60mmol/L,因此粪便渗透压差 >125mOsm/L。

(二)血液检查

包括血红蛋白、白细胞及其分类(嗜酸性粒细胞)、血浆蛋白,电解质,血浆叶酸和维生素 B_{12} 浓度,肝、肾功能及血气分析等。可了解有无贫血、白细胞增多、糖尿病、尿毒症等,并可了解水、电解质和酸碱平衡情况。

（三）内镜检查

结肠镜检查和活检对于结肠的肿瘤、炎症等病变具有重要诊断价值。双气囊小肠镜可观察全小肠，结合活检及吸取空肠液做培养有助于乳糜泻、某些寄生虫感染、Crohn 病、小肠肿瘤等的诊断。胶囊内镜为非侵入性检查，创伤性小、患者易接受，亦有助于小肠病变的诊断，缺点是不能活检，对可能发生肠梗阻者禁用。

（四）X 线检查

X 线检查包括腹部 X 线平片、钡剂、钡灌肠，有助于观察胃肠道黏膜的形态、胃肠道肿瘤、胃肠动力等，小肠造影对小肠病变的诊断很有帮助，目前仍是小肠疾病诊断的一种重要手段。钡剂、钡灌肠可与内镜检查相补充。怀疑胰腺疾病引起的腹泻时，胰腺 CT 对诊断有帮助。怀疑缺血性肠病时可行选择性血管造影。

（五）腹部超声检查

超声检查对肝、胆、胰、肾及腹腔疾病诊断有帮助，有利于腹泻的鉴别诊断，一定程度上还可了解胃肠道情况。

（六）逆行胰胆管造影（ERCP）或磁共振胰胆管成像（MRCP）

有助于胆、胰疾病引起的腹泻的诊断。

（七）小肠吸收功能测定

1. 粪脂测定　粪脂量超过正常反映小肠吸收不良，可因小肠黏膜病变、小肠内细菌过度生长或胰腺外分泌不足等原因引起。检测方法有以下几种。

（1）苏丹Ⅲ染色：粪涂片用苏丹Ⅲ染色，在显微镜下观察红色脂肪滴，是最简单的定性检查方法。

（2）脂肪平衡试验：受试者每日饮食中摄入含 80～100g 脂肪的饮食 5d，用卡红（carmine）作指示剂，收集 3d(72h)粪便测定粪脂肪含量。脂肪吸收率计算公式为：脂肪吸收率（%）＝（饮食内脂肪－粪脂肪）/饮食内脂肪×100%。

24h 粪脂肪平均小于 6g 或吸收率大于 90% 为正常，反之提示脂肪吸收不良。脂肪平衡试验被认为是脂肪吸收试验的"金标准"。此法必须保证每日摄入脂肪 80～100g，准确收集 72h 的粪标本，方能提供准确的未被吸收的粪脂肪量，它可以显示脂肪吸收不良的严重程度，但不能鉴别脂肪吸收不良发生的原因是消化、吸收或运输的问题。此外，受试者饮食中摄入中链三酰甘油或矿物油，会使粪脂肪测定发生误差。

2. 糖类吸收试验

（1）右旋木糖（D－xylose）吸收试验：木糖是一种五碳糖，与其他单糖不同，它在小肠通过易化扩散而不完全吸收。在肾功能正常的情况下，口服一定量的右旋木糖后，测定尿中排出量，可以间接反映小肠吸收功能。方法是禁食 1 夜后空腹排去尿液，口服 5g 右旋木糖，鼓励患者多饮水，以保持尿量。收集 5h 全部尿液，测定其中的右旋木糖。正常时，5h 尿中排出量应大于或等于 1.2g。该试验结果阳性反映空肠疾患或小肠细菌过度生长引起的吸收不良。

（2）H_2 呼气试验：正常人对绝大多数可吸收的糖类在到达结肠前可以完全吸收。肠道细菌发酵代谢未被吸收的糖类是人体呼气中氢气的唯一来源。利用这一原理，可测定小肠对糖类的吸收不良。方法是患者禁食 1 夜后，口服 20% 葡萄糖溶液 50ml(10g 葡萄糖)，然后用气相色谱仪测定禁食时、30min、60min、120min、180min 的氢气浓度。正常人口服葡萄糖后在小肠完全吸收,呼出的氢气无增加,若任一时段的氢气浓度比禁食时明显增加,说明该糖吸收不良或细菌过度生长。该方法最常用来检测乳糖吸收不良,也可用于少见的蔗糖吸收不良或葡萄糖和半乳糖转运缺陷。

(3)蛋白质吸收试验:原发性脂肪泻患者的氮吸收功能常发生障碍,但不如脂肪吸收功能障碍明显。临床所见的大量蛋白质在粪便中丢失常见于胰蛋白分解酶分泌障碍或蛋白丢失性肠病。所以临床上很少用蛋白质吸收试验即氮平衡试验来诊断吸收不良。

(4)维生素 B_{12} 吸收试验(Schilling 试验):维生素 B_{12} 是含钴的维生素,其吸收的主要部位在回肠末端,吸收过程需要内因子和胰蛋白酶参与。口服小剂量[58]CO 或[57]CO 标记的维生素 B_{12},同时肌内注射维生素 B_{12} 1mg,使肝内储存饱和。收集 24h 尿,测尿内放射性含量。正常人 24h 尿内排出的放射性维生素 B_{12} 为 $8\%\sim10\%$。回肠末端吸收功能不良或切除后,所测排出量小于 8%。

(5)胆盐吸收试验:在广泛回肠病变、回肠切除或旁路时,内源性导泻物质胆盐重吸收发生障碍,使进入结肠的胆盐增多,刺激结肠分泌增加,导致分泌性腹泻。放射性的牛黄胆酸类似物不受肠内细菌分解,正常人 24h 存留口服量的 80%,72h 存留 50%,7d 存留 19%。用 75Se—牛黄胆酸潴留(75Se—homotaurocholic acid retention,7.5SeHCAT)试验,可了解有无回肠病变所致胆盐吸收障碍。

(八)血浆胃肠多肽和介质测定

该测定对分泌性腹泻有重要的诊断价值,如血管活性肠肽(VIP 瘤)、胃泌素(胃泌素瘤)、降钙素(甲状腺髓样瘤)、5—羟色胺(类癌)、甲状腺素(甲状腺功能亢进)等。

五、诊断及鉴别诊断

腹泻的原发疾病或病因诊断须从病史、症状、体征、实验室检查中获得依据。可从起病及病程、腹泻次数及粪便性质、腹泻与腹痛的关系、伴随症状和体征、缓解与加重的因素等方面收集临床资料。

急性腹泻最常见的原因是细菌性食物中毒与肠道感染,应注意进行流行病学调查。粪便常规检查和致病菌培养在急性腹泻的诊断中具有重要的意义,可初步确定是否为感染性腹泻。急性腹泻患者一般不进行结肠镜检查,对疑有假膜性肠炎者,可行结肠镜检查以发现假膜。

尽管有少数感染性病原体(如贾第鞭毛虫或耶尔森菌)在免疫功能不全者中可造成长期腹泻,但是慢性腹泻通常不是由感染性病原体造成。因此,面对一个慢性腹泻患者医生必须进行不同的鉴别诊断。其病因的诊断和鉴别诊断应首先从临床病史及体检资料着手,以排便情况和粪便检查作为起点,按步骤、有重点的进行检查,最终找出病因。

应鉴别功能性腹泻与器质性腹泻,一般而言,年轻患者(<40 岁)、病史长(>1 年)、症状为间歇性、一般状况良好、无体重下降、大便次数增加而总量增加不明显、粪便可带黏液而无脓血、多于早晨或餐后排便而无半夜或清早为便意扰醒者,可考虑多为功能性,如大便常规检查阴性,可作出初步临床诊断,必要时进行结肠镜检查则诊断基本确立。对于半夜或清早为便意扰醒、体重下降、腹部压痛明显或有包块、粪便带血或大便隐血试验阳性者,提示器质性腹泻,应进行彻底检查查明病因。对年龄超过 40 岁以上的慢性腹泻患者,应常规进行结肠镜检查以免漏诊结直肠癌。

应按发病机制对腹泻进行分类,详见本节"发病机制"所述。

应对大肠性腹泻与小肠性腹泻进行鉴别,见表 3-3。

表 3-3 小肠性腹泻与大肠性腹泻的鉴别诊断

	小肠性腹泻	大肠性腹泻
粪便	量多,烂或稀薄,可含脂肪,黏液少,臭	量少,肉眼可见脓血,有黏液
排便次数	3~10 次/d	次数可以更多
腹痛	脐周	下腹部或左下腹
里急后重	无	可有
体重减轻	常见	少见

临床应询问相关伴随症状,结合腹泻特点加以鉴别。如伴发热者常见于急性细菌性痢疾、伤寒、肠结核、肠道恶性淋巴瘤、溃疡性结肠炎,Crohn 病急性发作期等;伴里急后重者见于直肠病变为主者,如细菌性痢疾、直肠炎症或肿瘤等;伴明显消瘦者多见于小肠吸收不良综合征或晚期胃肠道恶性肿瘤;伴皮疹或皮下出血者见于急性胃肠炎、伤寒、过敏性紫癜等;伴腹部包块者见于胃肠恶性肿瘤、肠结核、Crohn 病;伴重度失水者常见于分泌性腹泻,如霍乱、细菌性食物中毒等;伴关节肿痛者常见于 Crohn 病、溃疡性结肠炎、系统性红斑狼疮、肠结核等。

另外,腹泻应与肛门括约肌松弛造成大便失禁区别。

六、治疗

腹泻是症状,治疗应针对病因。但相当部分的腹泻要根据其病理生理特点给予对症和支持治疗。

(一)病因治疗

感染性腹泻需根据病原体进行治疗;乳糖不耐受症和麦胶性乳糜泻需分别剔除食物中的乳糖或麦胶类成分;高渗性腹泻应停进食高渗的食物或药物;胆盐重吸收障碍引起的结肠腹泻可用考来烯胺吸附胆汁酸而止泻;治疗胆汁酸缺乏所致的脂肪泻,可用中链脂肪代替日常食用的长链脂肪,前者不需要经结合胆盐水解和微胶粒形成等过程而直接经门静脉系统吸收。IBD 的治疗药物主要包括氨基水杨酸制剂、糖皮质激素、免疫抑制药等,活动期治疗方案的选择主要根据病情、病变部位及治疗反应来决定,缓解期应维持治疗。缺血性肠病的治疗包括去除病因,治疗原发病;积极抗感染,改善全身及局部血液循环并给予血管扩张药。对内科治疗无效及有严重并发症的患者,可采用外科手术治疗。

(二)对症治疗

纠正腹泻所引起的水电解质紊乱和酸碱平衡失调。

对严重营养不良者,应给予营养支持。谷氨酰胺是体内氨基酸池中含量最多的氨基酸,它虽为非必需氨基酸,但为生长迅速的肠黏膜细胞所特需的氨基酸,与肠黏膜免疫功能、蛋白质合成有关。因此,对弥漫性肠黏膜受损者,谷氨酰胺是黏膜修复的重要营养物质,在补充氨基酸时应注意补充谷氨酰胺。

严重的非感染性腹泻可用止泻药,表 3-4 列出了常用止泻药。

表3-4　常用止泻药

主要作用机制	药物	剂量
收敛、吸附、保护黏膜	双八面体蒙脱石	3g,每日3次
	次碳酸铋	0.2～0.9g,每日3次
	氢氧化铝凝胶	10～20ml,每日2～3次
	药用炭	1.5～4g,每日2～3次
	鞣酸蛋白	1～2g,每日3次
减少肠蠕动	复方樟脑酊	2～5ml,每日3次
	地芬诺酯	2～5mg,每日3次
	哌洛丁胺	4mg,每日3次
抑制肠道过度分泌	消旋卡多曲	100mg,每日3次

（段军）

第五节　腹胀

腹胀是常见的临床症状,系指腹部肿胀(膨胀)的主观感觉;也可指腹腔充满,腹压或腹壁张力增加,或过多气体的感觉;可以发生在部分腹部或全腹,常有腹部隆起。像很多其他腹部症状一样,腹胀可能是一异质性的症状,由不同的病理生理学机制联合产生,在每个患者中是不同的。

一、病因和发病机制

腹胀的病理生理学中包括4种因素:即主观感觉,客观腹围改变,腹内内含物的量和腹壁肌肉的活动,后3个因素均可是引起主观腹胀的诱发因素,或可能与知觉异常有关。这些机制可能独立或联合起作用。

(一)知觉异常

与认知解释、腹壁感觉或内脏的敏感性有关的知觉异常对腹胀感觉可能是一个关键性的促成因子。

(二)客观腹部膨胀和腹内容量增加

腹部膨胀是客观检查所见,系指腹部膨隆,可为弥漫性或局限性,可伴或不伴随主观腹胀的感觉;可能是由于腹内内含物量的增加或重新分布所引起。胃肠腔内内含物积滞(如吞气症、急性胃扩张、幽门梗阻、肠梗阻、肠麻痹、顽固性便秘等),内脏组织液增多(如心力衰竭、腹腔内脏静脉血栓形成等),腹腔内巨大新生物、妊娠子宫或腹内游离内含物(如腹水等)是引起腹胀的常见原因。在腹腔内的所有因素中,管腔内的气体是最重要的。

1. 气体与腹胀　任何原因导致胃肠气体增多和(或)清除受阻均可导致腹胀发生。

(1)胃肠道气体量及构成:气体进入胃肠道的途径包括吞咽空气(N_2、O_2)、血液扩散(N_2、O_2、CO_2)、碳酸氢盐中和(CO_2)、细菌代谢(H_2、CO_2、HC_4、微量其他气体)。这些气体的清除方式包括嗳气、经黏膜扩散、细菌代谢及肛门排泄。上述作用决定了胃肠道内气体的构成,气体在肠内通过的速度及经肛门排泄是决定某一时刻肠内气体总量的主要因素。

研究显示健康人肠道内气体约为 200ml。一个正常饮食的健康志愿者肛门排气量每天为 476～1491ml（平均 705ml/d），排气频率平均为 10 次/d，正常上限为 20 次/d。年龄、性别与排气频率均无显著相关性。

经肛门排出的气体中，N_2、O_2、H_2、CO_2、HC_4 比例能够达到 99%。这些成分的比例变化很大：N_2，11%～92%；O_2，0～11%；CO_2，3%～54%；H2，0～86%；HC_4，0～56%。很多其他气体（如硫化氢、三羟基甲烷和二甲硫醚）以微量存在。

（2）胃肠道气体的来源

①吞咽的空气：吞咽的空气是胃内气体的主要来源。通常每吞咽 1 次有 2～3ml 空气进入胃内。如进食过快，唾液分泌过多，嚼口香糖，则咽下的空气增加。N_2 在肠道内很少被吸收，但每天经肛门排出的 N_2 只有约 500ml，说明大部分吞咽的空气还是通过嗳气经口排出。

②肠内气体的产生：肠道内可产生一定量的 CO_2、H_2、HC_4 和很多微量的其他气体，如产气量增加，可发生腹胀。

二氧化碳：在上消化道，碳酸氢盐与酸反应产生二氧化碳。酸的来源有胃酸和脂肪酸，前者在餐后的分泌量约为 30mmol/h，后者由三酰甘油分解而来，每 30g 脂肪能够产生 100mmol 脂肪酸。理论上，1mmol 碳酸氢盐被中和后能够产生 22.4mLCO_2。研究发现，正常人和十二指肠溃疡患者十二指肠气体中 CO_2 分别占 40%、70%，而且吸收迅速，因而上消化道释放的 CO_2 在肛门排出气体中占很少的比例。肛门排出的气体中 CO_2 与 H_2 具有很强的相关性，说明二者均来自细菌发酵。

H_2：细菌代谢是肠道 H_2 的唯一来源。产生 H_2 的细菌主要分布在结肠，而且这些细菌需要肠道中存在吸收不良的可发酵的饮食底物（如乳糖）才能产生大量 H_2。当小肠细菌过度增长，在小肠中也可以产生 H_2。

肠道细菌在酵解糖类或蛋白质期间释放 H_2，氨基酸分解产生的 H_2 则明显少于糖类。在正常人，糖类和蛋白质可以被肠道完全吸收，而消化不良患者上述两种物质吸收不良。蔬菜和水果特别是一些豆类中含有很多无法消化的寡糖，如木苏糖、棉子糖；小麦、燕麦、土豆和玉米中一部分复合糖在小肠中不能吸收，均可在肠道被细菌发酵。在小肠细菌过度生长和未经治疗的乳糜泻患者中 H_2 排泄迅速增加，其原因是肠道分泌黏液（含内源性糖蛋白）增多经发酵而生成。

粪便中的细菌不仅生成 H_2，而且还消耗一定量的 H_2，二者共同决定了肠腔气体中的净含量。H_2 经粪便细菌酶作用被氧化，这个反应过程将 CO_2 还原成 CH_4，硫酸盐还原成硫化物，CO_2 还原成醋酸盐。

在有产烷微生物存在的情况下，H_2 的消耗会增加，产烷微生物比其他耗微生物氧化的速率更快。对于高效产甲烷粪便的研究发现，如果整个结肠均有相同浓度的产烷细菌存在，所有的 H_2 均会被消耗。但是，在正常情况下只有左半结肠有高浓度的产烷细菌。因而，在右半结肠产生的 H_2 只有到左半结肠后才能被产烷细菌消耗，从而可以很好的解释多数产 CH_4 患者呼出去的凡虽有所减少但还是可测量到的。某些患者发生糖类吸收不良后并不能增加呼出的 H_2 量，很可能是由于产烷细菌消耗 H_2 的高效性，而不是不能产生 H_2。

甲烷：人体内 CH_4 的主要来源是结肠微生物的代谢，如史氏甲烷短杆菌（methanobrevibacter smithii），它需要利用其他细菌产生的 H_2 将 CO_2 还原为 CH_4（$4H_2 + CO_2 \rightarrow CH_4 + 2H_2O$）。这一反应消耗了 5mol 的气体从而生成 1mol 的甲烷，因而减少肠道内气体的量。尽管成年人粪便中几乎都有产甲烷细菌,但是只有 40% 的人拥有足够多的细菌量($10^6/g$)使得在呼气中能够检测到 CH_4。

甲烷的产生具有一些临床意义。产生大量甲烷的患者粪便常为稀水样便,因而稀水样便并不是脂肪泻的可靠指征。便秘患者更趋向于产生大量 CH_4,说明结肠慢通过更有利于产甲烷细菌生长。溃疡性结肠炎患者很少产生大量甲烷,原因不明。

③肠腔与血液之间气体的扩散:气体在肠腔和黏膜血流之间的扩散是一个被动过程,净流向由分压差决定。由于肠腔内 H_2 和 CH_4 分压常常高于二者在血液中的分压,因而这两种气体常是从肠腔向血液扩散。相反,扩散对 CO_2、N_2 和 O_2 的肠腔内含量的影响是不定的。比如,吞咽的空气中含有很少量 CO_2,因而这种气体就由血液扩散至胃泡。在十二指肠 PCO_2 迅速升高,CO_2 又由肠腔扩散到血液。在十二指肠,N_2 则由于 CO_2 的增多而被稀释,肠腔内的 PN_2 低于血液中的 PN_2,N_2 由血液扩散入肠腔。同样原理,结肠内 CO_2、H_2 和 CH_4 的产生增加会引起 PN_2 的降低,使 N_2 由血液向肠腔扩散。因而肠道内 N_2 的主要来源是扩散而不是吞咽的空气。吞咽至胃内的气体 PO_2 高于血中的 PO_2,O_2 在胃内可被吸收。相反,肠道中 PO_2 降低,血中的 O_2 就会扩散入肠腔。当呼吸功能衰竭时,血中 PCO_2 可大于肠道内 PCO_2,血中 CO_2 反而向肠腔内弥散可发生腹胀。

(3)气体在肠道内的通过。肠道将气体向肛门方向推进的速度是决定某一时刻肠道内气体量的重要因素。有人向小肠内以 12ml/min 的速度连续注入气体,然后通过计算注入气体量与经肛门排出的气体量之差来代表肠内存留的气体,同时记录症状和腹围,分析其与存留气体的相关性。在健康志愿者,向肠内灌注气体的速度在某一很大范围内变化时,经肛门排出的气体量近似等于灌入的气体量,说明肠道存在有效的蠕动以减少肠内气体积聚。与正常对照相比,IBS 患者气体灌入速度与肠内气体潴留和症状发生的关系更密切。当肠内气体潴留超过 400ml 时就会出现很多腹部症状。对肠腔内气体量增加的感觉依赖于气体灌入的部位和肠壁的张力。当肛门排气被主动抑制后,空肠灌入的气体引起的症状比经直肠灌气更显著,尽管潴留在肠内的气体量(720ml)和腹围增加值都相似。当用胰高血糖素抑制空肠气体运动后,气体潴留就与症状发生无关,说明肠道活动的抑制能够降低患者对肠内气体增加的感觉。这些研究显示随食物吞咽的空气比肠内发酵产生的同等量气体可能诱发更多的症状,特别是高脂饮食,而且这些症状在 IBS 患者表现的比正常对照者更显著。

2.胃肠运动功能障碍与腹胀　胃肠道运动功能改变可导致腹部膨胀和腹胀。胃轻瘫患者常主诉腹胀,是由固体、液体和气体在胃内潴留引起;慢性假性梗阻患者由于肠通过延迟和小肠细菌过度生长而出现小肠扩张和腹胀;慢性便秘患者也可出现腹胀;急性肠梗阻常伴随明显腹胀。

消化不良患者的餐后腹胀可能起源于胃部。正常情况下,进餐后主要在近端胃进行调节,部分是因为胃窦充盈诱发胃底松他反射。感觉及运动功能联合障碍导致高度敏感的胃窦过度膨胀,可能是消化不良性腹胀的发生机制,不依赖肠道气体通过。

(三)腹壁活动度与腹壁肌肉张力障碍

腹内容积即使没有增加,腹壁相对位置改变可产生可见的、客观的腹部膨胀。此外,来自腹壁的信号(如由于肌肉张力障碍)可能诱发腹胀的主观感觉,包括那些腹胀患者显示腹壁对腹内容积增加的反应异常(张力障碍)。

二、临床表现

(一)一般临床特征

腹胀,像大多数功能性胃肠症状一样,女性较男性多见。腹胀的严重程度不同,从很轻微到严重和不舒服感觉。腹胀可能局限于上腹部(有时伴随消化不良症状)或下腹部,作为 IBS 或相关综合征的一部分。当然,大量是重叠存在的,很多患者叙述全腹腹胀。

腹胀可能与食物摄入有关。高达 82％ 的腹胀患者在餐后早期腹胀出现或加重。高纤维食物或纤维补充剂可加重腹胀,乳制品常可引起腹胀,脂肪食物和含二氧化碳的饮料也常可引起腹胀。

昼夜节律的变更是腹胀的共同特征。在大多数患者,在日常的活动期间腹胀进行性地发展和在夜间休息后倾向减轻或消失。

腹胀是最常见的月经期症状之一,高达 40％ 的妇女腹胀在月经期前或月经期间加重。

(二)伴随腹胀的临床情况

1.便秘　相当比例主诉腹胀的患者认为他们的症状与大便习惯有关:一整天未排便时腹胀发生和排粪后缓解。便秘患者腹胀的发病率很高,在某些研究高达 80％。

2.腹泻　在一些患者,腹胀伴随稀便,排便次数增加或便急。既有腹胀又有腹泻的患者应当进行评估以发现是否有乳糖或乳果糖耐受不良。更需注意的是,腹胀是器质性腹泻一像吸收不良性腹泻、感染性腹泻及其他类型腹泻的一个常见的临床特征。

3.IBS　约 60％ 的 IBS 患者认为腹胀是他们最苦恼的腹部不适,甚至超过腹痛。腹胀对生活质量也有较大的影响。

4.消化不良　腹胀是构成功能性消化不良整体症状所必需的症状之一,相当比例的消化不良患者(54％～57％)叙述他们经常有"被充气"的感觉。消化不良性腹胀常位于上腹部,也可能是弥漫的。腹胀倾向被进餐所促发,一些患者可能需控制进食以预防腹胀发生。

5.进食障碍疾病和肥胖症　腹胀是进食障碍疾病,如贪食(binge eating)和食欲缺乏常见的临床特征,也与 BMI 和肥胖有关。虽然健康人可能在进食过量或进食可发酵的食物后有时出现腹胀,但这样的腹胀倾向持续时间短暂,最多持续数小时。

6.肠胃气胀　一些患者主诉过量的和(或)有气味的气体排泄,可能与气体吞咽有关,理论上也与气体吸收损伤甚至自血液的扩散有关。但是,过量的和有气味的气体排泄两者都依赖未消化的底物经结肠微生物群的发酵作用。气味是由微量元素,像含硫的气体和其他仍然未鉴别出来的成分产生的。过量气体可能由结肠细菌产生增加或消耗损伤引起。

正常饮食中的一些成分在小肠不能完全被吸收和进入结肠,在结肠这些食物残渣经结肠细菌发酵后释放气体。不完全吸收的产气食物成分包括可发酵的膳食纤维、淀粉、低聚糖和糖。正常膳食中的一些成分可妨碍某些营养素吸收:例如,纤维使淀粉吸收减少,豆类中的胰淀粉酶抑制剂对抗糖类消化和吸收。内源性黏蛋白也可被发酵,这可解释了某些患者空腹期间过量的气体排泄。

7.器质性疾病　由沙门菌和其他致肠病的感染引起的急性腹泻性疾病可能伴有严重腹胀。小肠吸收不良综合征,主要是乳糜泻和其他小肠黏膜性肠病可产生显著的腹胀,由心力衰竭或肠系膜功能不全引起的急性或亚急性肠道缺血是临床上出现腹胀的一个重要原因,腹胀也可是腹水患者的主诉。罕见情况下,发作性腹胀、腹痛和腹部膨胀可能是累及肠道的血管性水肿的一个特征。

三、患者的评估

（一）病史和体格检查

有过多气体的患者可能诉说与功能性疾病一致的症状，但这些症状也可由结构异常引起。这样，临床医师必须寻找支持器质性原因的线索。排便或排气后症状缓解符合 IBS，IBS 无使患者夜间唤醒的症状。相反，呕吐、发热、体重减轻、夜间腹泻、直肠出血或脂肪泻均提示可能为器质性疾病。判定种族背景和询问家族史能确定糖类吸收不良综合征的风险，像乳糖酶缺乏。最后，焦虑或其他精神病史增加了吞气症或功能性胃肠疾病的可能性。

（二）实验室和影像学检查

实验室筛查帮助临床医师排除器质性疾病。全血细胞计数、电解质、葡萄糖、白蛋白和总蛋白水平以及 ESR 正常排除了大多数炎症性或肿瘤性疾病。在某些个体，测定钙、磷浓度，肾和甲状腺功能，肝功能和空腹早晨皮质醇水平可能是必须的。在那些有消化道局部缺血的患者淀粉酶可能升高。腹泻患者应采集粪便检查虫卵和寄生虫以排除贾第鞭毛虫病。肌内膜或组织转谷氨酰胺酶抗体水平可用于筛查乳糜泻。如果这些结果阳性，可通过肠黏膜活检证实诊断。在选择的患者可进行有价值的其他血清学检查，包括抗核抗体和硬皮病抗体以评估可能的风湿性疾病和抗神经元细胞核抗体以筛查副肿瘤性内脏神经病。

为查出那些产生机械性梗阻或功能性气体潴留性疾病，可能需要进行影像学检查。直立位＋平卧位腹部 X 线平片可发现提示肠梗阻或假性梗阻的弥漫性肠管扩张及气液平面，腹水的弥漫模糊影等表现。仅通过腹部 X 线平片可能不能将不全肠梗阻和完全性肠梗阻区别开来。对比灌肠造影检查能发现结肠或远端小肠梗阻。小肠气钡双重造影能评估部分胃出口梗阻或小肠梗阻。上或下消化道内镜检查有助于病变的识别和对产生部分阻塞的病变进行活组织检查。小肠钡剂检查也能粗略确定肠道通过情况，和对可能存在慢性假性肠梗阻患者评估运动类型。如果高度怀疑部分梗阻，小肠造影可提供小肠腔内病变的详细评估。超声或 CT 检查对于气胀的原因能提供有用的信息和排除像腹水这样的疾病？腹水可能被误认为腹腔气体。

（三）功能试验

当实验室和影像学检查结果未能给予提示时，消化道功能实验有助于腹胀原因确定。可使用的技术包括消化道通过时间、糖类吸收实验和排气分析。

1. 消化道运动功能检测　怀疑胃肠动力障碍时，可考虑胃排空扫描或胃肠压力测定。液体（^{111}In—DTPA[二亚乙基三胺五原子酸]放入液体中）或固体（^{99m}锝—胶态硫，放入鸡蛋中）排空核素闪烁扫描是最常用的检测胃排空的方法。闪烁法也被用于评估小肠或结肠通过时间。同样，不透 X 线标记物技术可用于诊断慢通过型便秘。在慢性假性肠梗阻，小肠压力测定提供了关于病变是神经性的还是肌病性质的信息。由肠神经功能障碍引起的假性梗阻，如家族性内脏神经病或早期硬皮病，产生强烈、不协调的运动活动的突然发作伴随正常的移行运动复合波的丧失（MMC）和进食后推进性蠕动的丧失。平滑肌功能紊乱，如家族性内脏性肌病或晚期硬皮病，产生低振幅收缩。已经在神经病性假性梗阻和 IBS 观察到一种称作片刻节律（minute rhythm）类型一即间歇性突然发作，在两次发作间期运动静止。在某些病例压力测定法不能提供潜在疾病的精确特征，此时，通过外科手术方法取得肠道全层活检组织标